食管癌这样征服：

食管癌
防治导读

于正洪　郭仁宏　主编

东南大学出版社
SOUTHEAST UNIVERSITY PRESS
·南京·

图书在版编目（CIP）数据

食管癌这样征服：食管癌防治导读/ 于正洪，郭仁
宏主编. —南京：东南大学出版社，2014.7
ISBN 978 - 7 - 5641 - 5034 - 1

Ⅰ. ①食… Ⅱ. ①于… ②郭… Ⅲ. ①食管癌—防治
Ⅳ. ①R735.1

中国版本图书馆 CIP 数据核字（2014）第 132711 号

食管癌这样征服：食管癌防治导读

出版发行	东南大学出版社
出 版 人	江建中
社 址	南京市四牌楼 2 号
邮 编	210096
经 销	江苏省新华书店
印 刷	常州市武进第三印刷有限公司
开 本	787 mm×980 mm 1/16
印 张	11.25
字 数	220 千字
版 次	2014 年 7 月第 1 版 2014 年 7 月第 1 次印刷
书 号	ISBN 978 - 7 - 5641 - 5034 - 1
定 价	26.00 元

＊本社图书若有印装质量问题，请直接与营销部联系，电话：025—83791830。

编写人员

名誉主编: 陈龙邦

主　编: 于正洪　郭仁宏

副主编: 李忠东　王靖华　陈玉超　柳　东

编　委(按姓氏笔画排序)

王　平	王玲玲	王新星	吉爱军
朱锡旭	朱筱勇	祁　静	李　俊
吴俚蓉	时永辉	宋　丹	张　珞
张　群	张　稳	陈映霞	金　毅
周　炎	周晓辉	郑锦锋	孟庆欣
姜明霞	高大志	郭苏皖	唐建枢
强　勇			

序

食管癌是我国的高发肿瘤,位居肿瘤死亡的第四位。食管癌像其他的恶性肿瘤一样虽然有基因的变化背景,涉及多因素、多阶段、多基因变异积累及相互作用的复杂过程,在分子水平上涉及众多原癌基因、抑癌基因以及蛋白质的改变。但长期不良的生活或饮食习惯可能是导致食管癌发生的元凶。食管癌是最典型的生活方式癌,如何正确认识食管癌、早期发现食管癌、合理对抗食管癌、有效预防食管癌是人类共同面临的紧迫而严峻的课题。

随着现代肿瘤学的发展,近年来食管癌的治疗理念发生了根本性的改变,治疗模式从单一的手术治疗发展到现在以手术为主的多学科综合治疗模式。这种治疗模式对不同临床病理特征、不同临床分期的肿瘤患者显示出积极的作用,充分体现个体化、人性化的治疗理念,对提高食管癌治愈率、降低死亡率以及改善患者的生活质量有着重大意义,同时也为其他实体瘤的治疗起到了示范作用。

世界卫生组织(WHO)已将癌症定性为慢性病。疾病重在预防,现在的很多疾病都与生活方式有关,是内因和外因共同作用的结果。食管癌起病隐匿,早期可无症状。部分患者有食管内异物感,或自觉食物通过时缓慢或有梗噎感。也可表现为吞咽时胸骨后烧灼、针刺样或牵拉样痛。食管的其他疾病如胃食管反流、食管贲门失弛缓症、食管炎、食管良性狭窄等也可出现上述症状,因此并不能说有了上述症状就患有食管癌,但出现这些症状就一定要到医院检查,排除是否有食管癌。食管癌的早期发现仍是世界性的难题,食管癌如果早期发现的话,根治的机会增大。但普通老百姓对食管癌还缺少科学的认识，对食管癌的各种治疗手段还持有怀疑的态度，如果在生活中，我们能戒除一些不良的习惯，还是可以预防一部分食管癌的发生的。

由国内外中青年专家组织编写的这本书旨在让我们更深入更全面地了解：食管癌是慢性病，食管癌有可防可治的趋势，而且在多学科规范化治疗、个体化治疗、综合治疗下效果良好。本书分了解食管癌、明确食管癌、控制食管癌、关注食管癌、远离食管癌五个章节进行阐述，也介绍了食管癌患者的社会心理问题，包括医师如何与患者沟通，有助于大家对疾病、治疗、患者三方面的关系有更全面的认识。该书结构全面、特色鲜明，既有学术水平，又有实用价值。希望该书的出版，能对从事食管癌诊断和治疗的医师有所帮助，同时也引导普通大众树立食管癌可防可治的观念。

南京军区南京总医院院长
主任医师、教授
2014 年 4 月

前　言

食管癌是全球第九大常见恶性肿瘤,特别在发展中国家高发。我国是食管癌高发国家,死亡率居全球首位,据估计世界上一半以上的食管癌患者是中国人。每年死于食管癌者约占中国恶性肿瘤死亡人数的1/5,食管癌是严重威胁生命的疾病。

癌症已经被WHO定为慢性病,食管癌也是可以预防的,而且食管癌还是最典型的生活方式癌,诱发因素包括饮食习惯、营养因素、情绪变化、微量元素和癌前病变等,食物粗糙、进食过烫、咀嚼槟榔或烟丝等习惯,易造成食管黏膜的慢性理化刺激,可致局限性或弥漫性上皮增生,形成食管癌的癌前期病变,环境因素也是引起食管癌的重要因素,遗传易感性也起一定作用。但大多数食管癌患者就诊时已处于晚期,80%以上的患者就诊时已发生广泛扩散,即使能够手术切除,预后仍很差。

目前食管癌的治疗手段有手术、放疗、化疗、靶向治疗、生物免疫治疗、中医治疗等。其中主要治疗手段各有其适应证,食管癌需要综合治疗。

将各种治疗方法有机地结合起来,根据患者的个体化状况,制定确切有效的整体综合治疗方案,利用各种治疗方法的优势以提高疗效。这是食管癌近代综合治疗的基本概念,采用综合治疗,食管癌治疗效果获得了空前的提高。多学科联动,整体化、个性化方案治疗是适应于食管癌跨学科综合治疗需要的诊疗模式,是保障和提高食管癌综合治疗效果的关键举措。根据食管肿瘤临床分期、病理组织学类型等多方面疾病资料,制定和实施包括手术在内的完全适合于个体情况的综合治疗,消灭肿瘤,获得最佳治疗效果。

而对食管癌的各种治疗手段持怀疑态度一直是广大老百姓对待食管癌的一个显著特征,加之一些所谓"秘方"和"经验"广为流传,使食管癌患者更难于接受有关治疗方面的正确意见。作为食管癌专业医师,我们认识到处于个人和家庭危机中的食管癌患者通常需要立即作出治疗决定。食管癌患病人群广、治疗手段复杂,医患沟通的重要性在治疗中显得尤其突出,顺畅的医患沟通正日益成为食管癌治疗过程中的重要环节。

普通老百姓对食管癌怀着恐惧,对之却缺少科学的认识,本书旨在倡导健康的生活方式,推广多学科诊治模式,呼吁食管癌临床医师,在临床工作中多花一分钟时间和每位食管癌患者沟通,帮助患者和家属正确认识食管癌、了解最新治疗手段,使更多患者树立信心、选择合理的治疗方案。本书侧重于面向普通大众和社区医生、医学生,希望食管癌可防可治的观念能深入每个老百姓的心中。

编者

2014 年 4 月

目　　录

第一篇　了解食管癌 ……………………………………………… 1

　一、什么是癌? …………………………………………………… 2

　二、什么是食管? ………………………………………………… 3

　三、食管的生理功能 …………………………………………… 4

　四、认识食管癌 ………………………………………………… 5

　五、人们对食管癌的一些常见疑问 ………………………… 12

第二篇　明确食管癌 …………………………………………… 16

　一、食管癌或食管癌转移的疑诊时机 ……………………… 18

　二、食管癌诊断的内容和基本路径 ………………………… 19

　三、食管癌的分类 ……………………………………………… 22

　四、食管癌的分期 ……………………………………………… 23

第三篇　控制食管癌 …………………………………………… 27

　一、食管癌的内科治疗 ………………………………………… 30

二、食管癌的放疗 ………………………………… 36

三、食管癌的外科治疗 …………………………… 41

四、食管癌的生物治疗和靶向治疗 …………… 59

五、食管癌的中医药治疗 ………………………… 64

六、食管癌所致骨转移的处理 ………………… 79

七、食管癌患者出院后的康复 ………………… 85

八、食管癌患者的家庭护理 …………………… 86

第四篇　关注食管癌 ……………………………… 90

食管癌与心理问题 ………………………………… 91

食管癌与营养 ……………………………………… 102

食管癌与疼痛 ……………………………………… 113

第五篇　远离食管癌 ……………………………… 137

一、食管癌高危因素 ……………………………… 139

二、食管癌病因学研究及预防 ………………… 140

三、合理饮食预防食管癌 ………………………… 145

四、良好的生活方式预防食管癌 ……………… 147

五、心理健康预防食管癌 ………………………… 148

六、中医防治食管癌 …………………………… 152

七、重视定期体检 ……………………………… 153

八、珍爱生命、远离癌症 ……………………… 154

附录 1　食管癌患者快乐旅行指南 …………… 156

附录 2　聪明找对好医生 ……………………… 158

祈愿有晚星

照耀着你

祈愿暮色笼罩时

你的心依然坚定

信念会指引我们向前

祝福我们每个都能回归真实

回归到对自然和造物必要的崇敬

第一篇　了解食管癌

——正确认识食管癌

是谁赋予我们　　一颗智慧的心

是谁赐予我们　　一颗理解的心

让我们拥有

一颗认识的心

一颗谅解的心

生命的意义就在我们的心中

愿我们与生命同步

在心中我们点燃了世界

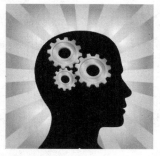

Know yourself and know your enemy, victory is assured

A 先生是单位的中层干部,他出生于农村,工作非常认真,在工作中,他得到了乐趣。本来这样的生活状态一直可以持续到退休。可是,在 52 岁的时候,因为同事间工作上的分歧,上级领导将他调到了一个可有可无的岗位,虽然级别没有下降,但其实被架空了。事业心很强的他非常郁闷,接受不了这个现实。每天下班回家,他一边喝酒一边流泪,郁郁寡欢,越想越生气,这样持续一年多后,有天早上感觉进食有梗阻感。到医院一检查,结果是食管癌。尽管治疗很积极,但他总觉得自己这下子丑出大了,更被人看笑话了,不到一年的时间他就离开了人世。

俗话说:人就是两根管子一口气。食管是人体重要的器官,食管癌是典型的生活方式癌,A 先生的患病就和他的情绪和生活方式的改变关系非常密切。食管癌是全世界高发恶性肿瘤之一,特别是在我国,食管鳞癌的年新发病例 26 万,死亡 21 万,发病及死亡人数均超出世界一半以上,因此食管癌是一个具有中国特色的恶性肿瘤。自 20 世纪 70 年代以来,食管腺癌的发病率在欧美等西方国家显著上升,目前已超过鳞癌成为食管癌的主要组织学类型(占 60%～70%)。但在亚洲,食管鳞癌仍然是主要的病理类型,占 95%以上。食管癌的预后较差,一半的患者在诊断时已属晚期,5 年生存率仅为5%～7%。即使是有机会接受手术治疗的患者,仍有 90%的可能出现复发转移。虽然近年来食管癌的诊治水平有了明显提高,但患者的预后仍不容乐观。有效防治食管癌虽然任重而道远,普通大众还是应该了解食管癌常识,认识其病因、治疗方法,同时要勇敢的面对,而且要用一种积极的状态面对。有效防治食管癌首先要建立在对食管癌正确认识的基础上。

一、什么是癌?

我们身体的器官和组织是由千千万万肉眼看不见的细胞(cell)所组成的。癌就是这些细胞的一种疾病。虽然不同部位的细胞,其形状和功能不一样,但其修补和繁殖的方式都大同小异。

细胞正常的时候,分裂繁殖得很有秩序,会自我控制。但若一旦失去控制就会不停地繁殖,在身体里累积成块状,称为"肿瘤"(tumour)。肿瘤分为良性和恶性两种,恶性肿瘤俗称癌。

良性肿瘤的细胞不会扩散到身体其他部分,因此不会致癌。但若良性肿瘤在原来的部位不停增生,可能会压迫邻近的器官,造成问题。

恶性肿瘤里面含有癌细胞,具有自原有部位扩散的能力,若不加以治疗,它除了会侵及破坏周围的组织外,还可经血液或淋巴系统扩散至身体其他的器官,并在该处繁殖成为"继发性"(secondary) 或"转移性"(metastasis)的肿瘤。

医生可以在显微镜下检验细胞的样本,以确定肿瘤是良性或恶性的。

癌的成因不只一个。治疗方法亦不只一种。癌症有超过二百种不同的类别,每种都有其独特的治疗方法。

二、什么是食管?

食管是一条由肌肉组成的长管,连接口腔及胃部。成人的食管有 25～30 厘米长,前后扁窄。实际上,医生检查时所测量的长度包括了口至咽喉部分(约 15 厘米),即从门齿到胃的入口处(贲门),全长 40～45 厘米。通过肌肉的收缩,食管将咽下的食物送至胃部。它的上半部位于气管之后,与气管分隔。气管连接口、鼻和肺部,作用是让你能呼吸。在食管附近的颈部、胸部中央,以及食管和胃部的接合处,各有不同的淋巴腺,肿瘤可以通过淋巴腺在食管的任何部位出现。食管不是直上直下的,而是从上向下、自后向前、并稍向前斜倾。食管也并非上下一样粗,而是有三个狭窄处:第一个狭窄是食管的起始部,距门齿 15 厘米;第二狭窄在与气管交叉处;第三狭窄位于食管与膈肌交界处——即膈肌食管裂口处。这三处狭窄是异物最容易滞留和卡住的地方,第二、三狭窄处也是肿瘤好发部位。

食管在组织学上分四层(由内到外):黏膜层、黏膜下层、肌层和外膜。在诊断及治疗食管癌时，医生会将食管分为上、中、下三部分来检查：

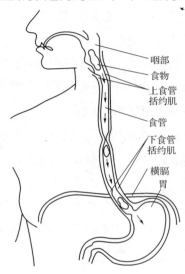

咽部
食物
上食管括约肌
食管
下食管括约肌
横膈
胃

三、食管的生理功能

食管，顾名思义，其功能是输送食物。食管没有分泌和消化的功能，它主要的功能是通过蠕动把饮食输送到胃里。在正常情况下，食物从咽部到达胃的贲门口所需时间是：液体约 4 秒，固体食物 6～9 秒。如果有外伤、异物、炎症或肿瘤，食物下咽就会发生困难。

食管除运送食物外，在其下段，即距胃贲门 4～6 厘米长的食管，还有防止胃内食物反流到食管的作用。这是因为，这一段食管内的压力一般比胃内压力要高出 667～1 330 帕，有"高压区"之称，故起到了天然"阀门"的作用。

当某些原因使抵抗反流的功能下降或消失时，胃内的胃酸就很容易反流到食管，重者可引起食管炎症、食管糜烂甚至食管溃疡或肿瘤。

四、认识食管癌

1. 什么是食管癌?

食管癌系指由食管鳞状上皮或腺上皮的异常增生所形成的恶性病变。

2. 食管癌是怎样发生的?

食管黏膜在各种致癌因素和促癌因素作用下,一般经过上皮不典型增生、原位癌直至形成浸润癌。食管鳞状上皮不典型增生是食管癌的重要癌前病变,由不典型增生到癌变一般需要几年甚至十几年。正因为如此,一些食管癌可以早期发现并可完全治愈。对于吞咽不畅或有异物感的患者应尽早行胃镜检查以便发现早期食管癌或癌前病变。由于食管癌细胞的生长和增殖不受人体自身控制和调节,随着时间的推移,癌细胞可向周围组织蔓延,并脱落进入淋巴系统或血液系统从而扩散至全身。

3. 食管癌的症状

(1) 食管癌常见的早期症状　早期食管癌的症状往往不明显,很多患者因此忽略,这也是食管癌早期发现困难的主要原因。

①进行性吞咽困难:多数患者有此症状,具体表现为开始进食硬质食物时难以下咽,需饮用汤水送下。患者经常诉说不小心会被噎住。接下来则不能吞咽硬食,逐步改为软质食物、半流质食物或流质食物。当梗阻严重时,流质食物乃至唾液也不能下咽,患者会逐渐出现消瘦。

②胸骨后疼痛:通常表现为模糊的痛感,且难以明确疼痛的具体部位。当有持续性的胸背疼痛时应警惕肿瘤外侵压迫神经。如果是食管下段癌(接近贲门部位),有时肿瘤表面的溃疡因胃酸刺激而产生上腹痛和"心口窝"痛。

③呕吐:往往发生在梗阻比较严重的患者,常在进食后发生,吐出大量黏液和食物。如癌组织溃疡引起出血,可产生呕血或黑便。

④贫血、体重下降和反酸等:由于进食困难、消耗和呕吐等原因产生营

养性改变的症状。

（2）晚期食管癌的症状　食管癌发展到一定的阶段就会转为晚期，这时如果还是得不到有效的治疗很可能会危及患者的生命，造成严重后果。研究发现，晚期食管癌的主要症状多为肿瘤压迫、浸润周围组织和器官以及转移远处脏器。

①压迫气管引起咳嗽和呼吸困难；穿破气管而发生气管食管瘘时，可发生进食呛咳、发热、咳脓臭痰，进而引起肺炎或肺脓肿。

②侵犯喉返神经引起声音嘶哑；侵犯膈神经而致膈神经麻痹，则发生呼吸困难或膈肌反常运动。

③侵犯纵隔则可引起纵隔炎和致命性大出血。

④相关部位的肿瘤转移可引起颈部淋巴结肿大、骨骼疼痛、腹部包块、腹水以及全身皮肤黄染等。

⑤恶病质表现为极度消瘦和衰竭。

尽管有一部分患者的上述不适症状是由于其他因素所引起的，如慢性咽喉炎、食管憩室、反流性食管炎等所致。但必须牢记，在没有经过全面检查，排除食管癌前，均不能掉以轻心，而应在怀疑或高度怀疑食管癌的基础上就医检查，特别是对位于食管癌高发区内的人群、年龄 40 岁以上、家族史中曾有食管癌患者的，更应重视。

4. 食管癌的发病因素

导致食管癌发生的确切和特异性病因尚不明确，但多数学者认为是多种因素共同作用的结果。根据现有的食管癌流行病学资料所提供的信息，认为食管癌的发生具有明确地域分布聚集性及民族差异性，归纳起来可能与下列因素有关。

（1）环境因素　环境因素造成恶性肿瘤发生的通常原因是人所处的环境内缺乏某些保护性物质或存在对人体有损害的污染性物质，从而造成组织器官损伤难以修复或促进其发展，进而产生癌变。

①膳食中某些维生素、微量元素、蛋白质及必需氨基酸的缺乏:这些成分的缺乏,可以使食管黏膜上皮增生、间变,进一步可引起癌变。人群干预性试验验证了以上膳食成分缺乏导致食管癌发生的流行病学调查结果。在食管癌高发区,对食管癌高危人群即食管上皮增生人群补充维生素后,可以延缓和降低食管癌的发生发展。已有研究显示,膳食成分中维生素 B_2(核黄素)和微量元素铁、钼、锌等缺乏也与食管癌的发生有关。

②饮食中的亚硝胺类化合物:亚硝胺类化合物是一种很强的致癌物,这类化合物主要包括亚硝胺和亚硝酰胺。流行病学调查结果显示在食管癌高发的我国河南省林县,其粮食、酸菜和井水中均可以检测到较高含量的硝酸盐、亚硝酸盐,其含量和当地食管上皮增生、食管癌的发病率呈正相关。

③环境中大量真菌及其所分泌的毒素:现有研究显示 10 余种真菌毒素能诱发动物不同器官的肿瘤。黄曲霉毒素是肝癌的重要病因之一。流行病学研究发现食管癌高发区粮食中真菌污染情况比低发地区高 2～15 倍。河南省林县粮食中分离出的互隔交链孢霉和串珠镰刀菌的毒素能诱发人食管癌及大鼠的食管癌和胃癌。

(2) 生活习惯

①与食管长期受到刺激和慢性损伤密切相关:慢性损伤诱发因素与患者的生活习惯息息相关。例如,长期吃粗硬食物、热汤、烫粥、烫茶或辣椒之类刺激性食物,或有快吞、咀嚼不细、暴饮暴食等不良习惯。上述这些不良习惯可引起食管黏膜的慢性物理性刺激与损伤,为各种致癌物进入身体内创造了条件,从而促使食管癌的发生。

②长期吸烟和饮酒。香烟的烟雾和焦油中含有多种致癌物,如苯并芘、多环芳烃、亚硝基化合物及环氧化物等,这些物质均为强烈致癌剂,能诱发细胞损伤,引发癌变。有研究显示,吸烟量较大的其食管癌的发病率比基本不吸烟的要高 7 倍。饮酒是否会诱发食管癌尚不明确,不同酒精含量的酒导致食管癌发生的危险性高低不一。一般来说,酒精含量越高或长期饮用者

发生食管癌的危险性也越高。

③膳食中缺少蔬菜、水果：缺少微量营养素和生物活性物质可能与食管癌的发生密切相关。

（3）其他导致食管慢性损伤的因素　除了生活习惯外，其他各种生理或病理因素导致经久不愈的食管慢性损伤存在，进而引发食管黏膜上皮细胞间变或不典型增生等病理改变。近年来西方国家食管腺癌的发病率在明显上升，研究发现与反流性食管炎所致的 Barrett 食管有明显相关。

（4）遗传因素　临床研究发现，处于相似的致病环境因素下，却只有少数人食管会发生癌变，这些提示除外界因素外，患者的个人遗传因素对食管癌的发生发展也起着重要作用。临床发现食管癌发病常表现出一些家族集聚现象，且多集中在血统亲属间，这也提示遗传因素在食管癌的发生中起一定作用。但对此相关基础研究还处于起步阶段。

5. 食管癌的中医发病机制

中医学称食管癌为"噎膈""反胃"，其病因以内伤饮食、情志、脏腑功能失调为主，且三者之间相互影响，共同致病，形成气滞、痰阻、血瘀三种邪气阻滞食道，使食管狭窄，可造成津伤血耗，食道干涩，食饮难下。其具体病理机制有以下5个方面：

（1）气滞　早中期多见，多因情志不舒，忧思郁怒，或饱食不节、寒热不适，引起肝郁气滞，津液聚而为痰、痰气交阻食管而成。

（2）痰凝　多见于食管癌晚期，情志郁怒，饮食不节而致。如过食肥甘油腻辛辣之品，嗜酒过度，或助湿化热，酿成痰浊，日久痰热互结；或积热消阴，津伤血燥，食道失于濡润，而发噎膈。

（3）血瘀　热毒血瘀可见于各期食管癌，"气为血之帅，血为气之载体"，由于气滞郁积而引起血行不畅，气滞血瘀，痰湿不化，痰凝交结，积聚而成。

（4）热毒　酒色过度，七情所伤，误服辛燥药，俱令津血亏虚，相火渐炽，日久成毒、灼伤食管而成。

（5）体虚　先天禀赋不足，或年高衰老，阴阳不和，水火失调，正不胜邪，瘤邪乘虚侵入而成。

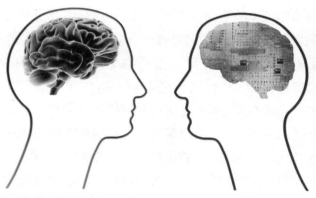

6. 食管癌认识上的误区

误区一：食管癌早期无症状

误区应对：警惕进行性吞咽困难，高危人群要做胃镜检查

在临床上，早期食管癌可以通过外科手术或放、化疗等综合治疗达到较好的治疗效果，近年来发展的微创外科技术（如胸腔镜食管癌切除术、纵隔镜及腹腔镜食管癌切除术以及内镜食管黏膜切除术等）可以使许多早期食管癌患者获得长期生存，同时还能够有更好的生活质量。所以，早期发现对于食管癌的治疗非常重要，但由于早期食管癌临床症状不典型，症状轻微，容易被忽视，所以一些人甚至认为食管癌早期没有症状，发现的都是中、晚期，这种观点要不得。

食管癌早期也是有症状的，主要是进行性吞咽困难，有时还伴有胸骨后的轻微不适或疼痛，常被误认为慢性咽喉炎、食管憩室、反流性食管炎等。有慢性胃炎或慢性咽喉炎的患者有时会有恶心或呕吐等症状，而食管癌也会有相似的不适症状，需加以鉴别。另外，如肿瘤侵犯喉返神经还会引起声音嘶哑；肿瘤压迫气管可引起咳嗽和呼吸困难；如肿瘤穿破气管而发生气管食管瘘时，则可发生进食呛咳、发热、咳脓臭痰，进而引起肺炎或肺脓肿等。

因此,对位于食管癌高发区内的人群、有长期吸烟和饮酒史、有长期吃粗硬食物、热汤、烫粥、烫茶或辣椒之类刺激性食物,或有快吞、咀嚼不细、暴饮暴食以及膳食中缺少蔬菜、水果等不良生活习惯、年龄在 40 岁以上、近期有进行性吞咽困难、有时还伴有胸骨后不适或疼痛,家族史中曾有食管癌患者的,应尽早进行胃镜等相关检查,以便早期发现食管癌或癌前病变。

每年的健康体检并不能代替恶性肿瘤筛查,健康体检的检查项目同恶性肿瘤的筛查项目是有区别的。临床上经常碰到刚刚参加过单位组织的体检认为健康的人,2～3 个月后进行胃镜检查发现食管癌的情况。对于年龄大于 40 岁,长期居住或曾经在食管癌高发区内长期生活过的、有长期吸烟和饮酒史、有长期吃粗硬食物、热汤、烫粥、烫茶或辣椒之类刺激性食物,或有快吞、咀嚼不细、暴饮暴食以及膳食中缺少蔬菜、水果等不良生活习惯的应进行定期胃镜检查,以便早期发现、早期治疗。

误区二:老年人不适合手术治疗

误区应对:胸外科技术已进步,高龄不是开胸手术禁忌

据最新研究显示,中国目前已经有 60 岁以上的老年人约 1.4 亿,随着我国人口老龄化进程,老年食管癌的发病率和死亡率越来越高,须引起人们高度重视。随着现代胸外科技术的发展、围手术期管理手段的成熟、微创外科技术在食管癌外科手术中的应用,特别是放、化疗等综合治疗的综合运用,现都已成为食管癌外科手术治疗的有效补充。传统治疗手段逐渐被不断更新进步的新技术所取代,以前一些传统的观念需要改变,高龄患者不适合做开胸手术的传统认识已经不符合当前医疗水平的发展程度。事实上,高龄食管癌病人一样能从微创胸外科手术为主的多学科综合治疗中获益。胸外科学科已经达成共识:高龄不是开胸手术禁忌。只要没有远处转移、心肺功能正常、身体条件允许的话,征得患者或家属同意,可以通过微创治疗(如胸腔镜食管癌切除术、纵隔镜及腹腔镜食管癌切除术以及内镜食管黏膜切除术等)获得满意的临床疗效。对于不愿意接受开胸手术和不能耐受开胸手术的高龄食管癌患者,也可以通过以局部放疗为主的、并适当辅以全身化疗或加用靶向治疗的非手术治疗的综合治疗模式达到很好的治疗效果。

即使是 80 岁以上的高龄早、中期食管癌患者,通过微创胸外科手术辅以现代化重症监护设施和精心的围手术期管理,术后恢复得一样很好。目前对于老年和高龄食管癌患者的外科手术仍持积极态度,特别是高龄早、中期食管癌患者。当然对于合并非肿瘤慢性基础性疾病较多的高龄早、中期食管癌患者(尤其是颈段或胸上段食管癌患者),放疗为主的非手术的综合治疗模式也能取得和手术治疗相似的治疗效果。

误区三:迷信"祖传秘方"

误区应对:分期治疗,多学科综合治疗效果好

许多患者一旦确诊为食管癌,往往不是首先到正规医院就诊,而是先四处托人去寻找"祖传秘方"或是迷信亲友或熟人介绍所谓的民间中草药治疗,坚信"祖传秘方"能够治愈食管癌,其结果是既耽误了最佳治疗时机,又白白花费了许多钱财,等到发现"祖传秘方"治疗无效时,往往已经是人财两空!

临床上经常遇到这样的食管癌患者,确诊食管癌半年了,到门诊就诊时已经全身多发转移,可是看到患者刚刚确诊时的临床分期资料,是那些完全可以通过根治性外科手术或局部放、化疗达到临床治愈的早、中期食管癌病例。

建议食管癌患者确诊后,一定要到各地的肿瘤医院或三甲医院胸外科、消化科、肿瘤科就诊,或到正规三甲中医院肿瘤科就诊。还可以先到主流网站浏览获取一些有关食管癌诊疗的相关信息,了解掌握一些有关食管癌诊疗的基本科普常识,就不会只去寻找"祖传秘方"治疗了。

专家呼吁,要正确认识食管癌,高危人群定期到专业医院或专科检查,发现病情要科学医治。

五、人们对食管癌的一些常见疑问

Q:什么是早期食管癌？

A:临床上所称的恶性肿瘤早期，是指癌在发生、发展过程中，其病变尚局限于器官组织的一小部分。如早期食管癌是指肿瘤仅浸润到黏膜层或黏膜下层或肌层，且未侵犯周围器官组织，也未发现局部淋巴结或远处转移，一般能通过外科手术切除或局部放、化疗或微创治疗达到基本治愈。由于部分食管癌患者早期症状隐匿，有时在食管癌的症状或体征出现后立即做出诊断，也并非一定是早期；有时食管癌已存在数月甚至数年之久，诊断虽较晚，但病变较局限，仍可以属于早期食管癌。这种情况与肿瘤本身的生物学特性及其发展速度有关。

Q:为什么食管癌要力争早期诊断？

A:食管癌的预后与诊断时的临床分期密切相关，原位癌微侵犯的早期肿瘤，治愈的可能性约 90%。早期食管癌（I 期）患者的 5 年生存率可达 80% 以上，但 II 期患者就降到了 50% 左右，而 III～IV 期病人总的 5 年生存率则从 50% 下降到 5%～20%。因此，争取"早期发现，早期诊断，早期治疗"是降低食管癌死亡率的重要措施。

Q: 食管的恶性肿瘤都是食管癌吗？

A:食管肿瘤分为良性和恶性。常见的良性肿瘤包括食管平滑肌瘤、食管腺瘤、食管乳头状瘤、食管颗粒细胞肌母细胞瘤以及食管息肉等，而食管恶性肿瘤除最常见的食管癌外，还包括食管肉瘤、食管癌肉瘤、食管小细胞癌、食管神经内分泌肿瘤、恶性黑色素瘤以及恶性淋巴瘤等。

Q:食管癌会传染吗？

A:根据国内外多年的医学研究，结论是癌症不传染。虽然癌细胞在患者体内能够到处扩散或转移，但它不会像细菌和病毒那样，一个人传染给另一个人。对自己而言,他人的癌细胞就是一种异物,机体通过强大的免疫排异能力,将癌细胞破坏掉。因此如果免疫功能正常,他人的癌细胞是无法到自己体内生存的。

Q:食管癌会遗传吗?

A:遗传是指由于血缘关系,使家族内多人患同一种疾病。如果双亲当中患有某种癌,即为明显的肿瘤家族史,其子女患同样类型癌的可能性就较大。调查结果表明,癌症就发病率而言,有血缘关系的高于无血缘关系的,近亲高于远亲,父系亲属与母系亲属之间则无明显差别,这说明癌症的发病与遗传因素有一定的关系。现已证实,视网膜母细胞瘤、结肠息肉综合征、肾母细胞瘤、神经母细胞瘤等几种肿瘤,有显著的遗传倾向。食管癌与遗传有一定的相关性。与遗传相关的癌症还有:胃癌、乳腺癌、肾癌、结肠癌、鼻咽癌等。对有肿瘤家族史的人群,进行定期检查以及安排重点的防护措施,是一种有效的预防方法,这对肿瘤的早期发现、早期诊断和早期治疗具有重要的临床意义。

Q:食管癌是慢性病吗?

A:食管癌也可以是一种可控性慢性病。虽然杀伤力巨大,但及时规范治疗,食管癌也可以和糖尿病、高血压病等一样,是一种慢性病。食管癌患者可以像慢性病患者一样长期生存,像慢性病患者一样长期服药。

目前,近80%的早期食管癌患者,通过以外科手术或放疗为主的综合治疗手段,已经可以达到临床治愈,即不会因癌症而死亡;中晚期病人通过手术、放疗、化疗等手段,延长生命,也不会很快因之死亡;即使是一发现肿瘤就出现肺转移、骨转移甚至全身多处转移的晚期患者,还可以通过包括全身化疗在内的综合治疗手段,减轻痛苦,延长生存期。

不过,大部分患者一经确诊,常常已经不是早期食管癌,所以手术治疗后还需要放化疗等辅助治疗;部分已经失去了手术根治机会的,也需要通过其他治疗手段赢得生存时间。但即使无法彻底切除肿瘤，如果通过治疗可以控制其生长，使之与人体和平共处，长期"带瘤生存"，那么在这场战争中，也算赢得胜利。而这也是现在将之视为"慢性病"的理由。

近年来由于胸部外科技术（尤其是微创外科技术）及放疗技术的提高，早、中期食管癌的 5 年、10 年生存率得到明显改善，晚期食管癌患者也因化疗新药、靶向新药以及治疗新方案的不断问世，患者的生活质量得到明显提高，生存时间得到显著延长。"与狼共舞""带瘤生存"已成临床现实。许多患者不仅获得了更长的生存期，而且也活得更有质量和尊严。

Q：食管癌可以预防吗？

A：严格意义上讲，食管癌主要还是一个不良生活方式所导致的疾病，改变我们的不良生活习惯就可能减少患食管癌的机会，如戒烟、少饮酒；避免长期吃粗硬食物、热汤、烫粥、烫茶或辣椒之类刺激性食物；改变快吞、咀嚼不细、暴饮暴食等不良习惯；饮食多样化，膳食中增加蛋白质及必需氨基酸，多食用蔬菜、水果等。

目前食管癌有这么高的死亡率，主要是因为有超过一半的患者在就诊时已属晚期，加之一部分治疗后复发转移的患者，而这些患者的 5 年生存率仅为 5%～7%。所以改变我们的不良生活习惯，定期进行防癌体检就显得尤其重要。

Q：患了食管癌后怎么办？

A：食管癌一旦诊断明确，即需进行积极治疗。实体瘤首选手术治疗，食管癌的治疗依其病期予以相应的疗法，临床上最有效的仍然是手术切除，将病变的食管连同肿瘤一并切除，再用胃、小肠或大肠替代食管，保持消化道的连续性，患者术后可以恢复经口进食。在我国替代食管最常应用的是胃，在胃替代食管有困难时才采用小肠或结肠。根据肿瘤所在的部位，如食管下段癌、食管中段癌和食管上段癌，手术切除后胃和食管的吻合分别有主动脉弓以下吻合、主动脉弓以上吻合以及食管胃颈部吻合。术后根据病情分期决定是否行辅助治疗。

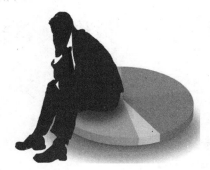

第二篇　明确食管癌

——早期诊断食管癌

人们通常都死在常识上面，

一次浪费一个机会。

生活就是这一个机会，

没有后来，

所以，

让你的生命之火永远闪耀着最灿烂的火花吧。

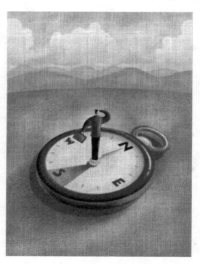

Perfect time，perfect life

　　B先生，做过市长，也做过厅长，却在临近退休时锒铛入狱，心情极度郁闷。患者于2012年4月无明显诱因出现干咳，伴轻度进食不畅，未予重视，自己想反正过一天算一天。至9月11日自觉症状加重时才请求就诊，CT提示食管癌伴淋巴结转移可能性大。胃镜病理提示食管黏膜鳞癌，在新辅助化疗后于11月1日行手术治疗，术后病情分期为ⅢA期，需要辅助放、化疗。

　　B先生患病后认为自己的患病和心情也是有很大关系的，很后悔自己刚有感觉时没有及时就诊。治好食管癌的重要环节就是要早期诊断。只有早期诊断，才能早期治疗，才能收到好的疗效。不过，目前所进行的一般体格检查，对早期和大多数临床期食管癌的诊断帮助不大，其相关体征在早期常不易发现。尽管90％以上的食管癌患者都有症状，但并非是早期特异性症状，往往不会引起患者重视，甚至不会引起医师的重视，以至延误诊治，治疗困难，疗效不佳。要经过很多的检查，才能明确食管癌的诊断，这主要是为后续的治疗服务的。目前，食管癌治疗正在快速进入"个体化"时代，食管癌诊断的内涵也变得更加丰富，远非仅仅是确定所患疾病为"食管癌"那么简单。除了要在诊断中包含病变的具体部位（原发部位及有无侵犯或转移部位）、组织细胞类型、疾病分期等基本信息，还要尽可能包含一些能左右"个体化"治疗方案的"分子学"或"基因"信息。

　　翔实、完整的诊断信息，无论对于经典的化疗、放疗，还是对于新兴的"分子靶向治疗"或"免疫治疗"，均有非常重要的意义，甚至直接或间接影响到患者的生存时间与生存质量。部分患者在被疑诊为"食管癌"时非常紧张，其本人或家属常常要求立即开始治疗，唯恐再在检查上花费时间会"耽误治疗"。有个别基层医疗单位也会应患者要求，立即凭所谓"经验"进行手术、化疗、放疗、甚至"靶向治疗"，虽对患者及其家属是一种短暂的心理安慰，却往往对远期生存无益，且枉费财力，有时反而会错过最佳的治疗方法与治疗时机。

"磨刀不误砍柴功"。对于初诊甚至部分复诊患者，通过一些必要的检验或检查项目，尽量获取完整的诊断信息，对制定最佳治疗方案、获得最佳治疗效果极为重要。

本篇着重从何时要疑诊及确诊食管癌或食管癌转移、食管癌的诊断内容、诊断的基本路径、检验或检查手段、食管癌病变部位分类、（病理）组织细胞类型、食管癌的分期等方面，为大家作出简要介绍。

一、食管癌或食管癌转移的疑诊时机

1. 重视食管癌的早期信号

当出现如下情况时，均需警惕有食管癌的可能，需要进一步正规检查以求确诊或排除。

（1）吞咽时胸骨后有烧灼感或针刺样疼痛，进食粗糙、过热或有刺激性的食物时尤为明显。

（2）咽下食物或饮水时有滞留感或下行缓慢。

（3）间断性轻度哽噎感，时轻时重。

（4）与进食无关的食管内异物感。

（5）胸骨后闷胀不适感。

2. 已发生肿瘤转移时常见的表现

（1）脑转移时，可能出现头痛、头昏、眩晕、晕厥、视物模糊、呕吐、大小便失禁，以及肢体抽搐、无力、麻木、感觉障碍、吞咽困难、呛咳等等。

（2）骨转移时，可能出现骨质疼痛，甚至在未承受明显外力情况下发生骨折。

（3）肝转移时，可能有厌食、消瘦、乏力、肝功能异常、皮肤黄染、右上腹部疼痛不适，以及发热（多为低-中度）等。

（4）淋巴结转移时，颈部、腋下和（或）腹股沟等体表部位出现无痛的结节，有时结节会有逐渐增大趋势。

（5）其他部位转移时，会出现相应的症状，或者并无特殊不适。

3. 食管癌可能伴随的全身症状

常见的有长期摄入不足所致脱水、营养不良导致体重下降甚至明显消瘦，食欲不振，以及乏力、发热、精神萎靡，等等。

食管癌其他的病症包括：体重下降，胸骨后或背部感到痛楚或不适，难以消化酸性物质，咳嗽。

虽然上述病征不一定由癌症引起，但是如果这些情况出现了一两个星期，一定要去看医生。

二、食管癌诊断的内容和基本路径

1. 确诊食管癌

食管癌诊断的关键证据是能证实食管癌细胞的存在，也就是医学上称作的"病理学"或"组织细胞学"证据。病理诊断为确诊食管癌的"金标准"。对于疑诊食管癌的患者，如果没有检查到食管癌细胞，仅根据临床表现、超声影像学及血液检验等结果，则最多只能确定为"临床诊断"，而非"病理诊断"或严格意义上的"确诊"。

2. 食管癌诊断的内容

由于食管癌治疗学在迅速发展，食管癌诊断已不单单局限于确诊而已，其内涵正日益丰富。出于治疗和评判预后的需要，诊断食管癌同时，应尽量明确如下内容：

（1）食管癌的组织学类型。

（2）食管癌原发病灶的部位。

（3）食管癌原发病灶的大小、有无对邻近组织侵犯及侵犯的程度，有无局部或全身淋巴结转移及转移的淋巴结数目，有无其他脏器的转移（即食管癌的分期情况）。

（4）该患者食管癌细胞的分子生物学或遗传学特征，如放、化疗敏感性相关的基因表达水平的高低，"分子靶向治疗"或"抗体（免疫）治疗"疗效相关的基因是否存在突变或表达水平的高低,等等。

食管癌早期患者,吞咽粗硬食物时可有不同程度的不适感觉,随着肿瘤生长,其程度与食管周径受累范围成正比,而晚期症状多因肿瘤局部侵犯、远处转移、营养不良所致。上消化道气钡双重造影检查可观察食管黏膜改变和食管动力学改变,CT 和 PET - CT 主要用于判断肿瘤局部浸润和远处转移,最好能行内镜检查,病理诊断是金标准。

3. 食管癌诊断的基本路径

详细询问病史和体检:病史包括何时发现吞咽哽噎或胸骨后不适。患者的一般状况及体力状况评分。

4. 检查

(1)食管 X 线钡餐检查　早期食管癌 X 线钡餐造影无典型表现,须注意黏膜的改变,包括:①局限性黏膜皱襞增粗、扭曲、紊乱、分叉;②局限于管壁一侧的小充盈缺损或小结节,仅 0.5 cm;③小龛影,可单发或多发,0.2~0.4 cm;④局限性管壁僵硬,蠕动消失。中晚期表现为管腔不规则狭窄、充盈缺损、管壁僵硬消失、软组织影以及近端有扩张和钡剂潴留。

(2)食管脱离细胞学检查　食管拉网,涂片镜检,方法简便易行。

(3)食管内镜检查　早期食管癌表现为:①黏膜局灶性糜烂;②黏膜局灶性充血;③黏膜表面粗糙不平,呈颗粒样;④黏膜表面小结节、小隆起或表浅溃疡。中晚期食管癌表现为:①累及食管壁的菜花样肿物;②浸润性溃疡;③环行狭窄;④累及食管全周的外突性肿物。

(4)CT 检查　CT 扫描可显示病变的部位、病变的大小、癌瘤向外扩展的程度、与周围组织的关系及远处器官是否转移。为了区别肿大的淋巴结与血管,必要时在 CT 平扫后进行常规或动态增强扫描。

(5)食管癌 MRI 检查　MRI 也可显示出食管癌的管壁增厚,信号是与正常食管壁相似的中等信号,沿食管的斜位相对于横断位能更好地显示出食管癌管壁增厚的上下范围。一般认为,MRI 与 CT 相比,准确性大致相同或 MRI 的准确性略高,如 MRI 可在矢状面、冠状面及任意选定的层面上显示病变区及毗邻结构。

(6) 食管超声内镜检查(endoscopic ultrasongraphy,EUS)　EUS 是内镜与超声两种显示技术相结合起来的新型检查方法。目前国内外 EUS 用于食管癌术前检查及分期的报道已较多。病变的表面与深部及其邻近结构均得以在一次检查中较为清晰观察,因此可对病变获得立体而又较为完整的概念。EUS 频率与图像的清晰度正相关,与探查深度负相关,目前内镜探头频率为 7.5~12 MHz,可根据不同的目标转换使用。检查食管时,EUS 可清晰地显示食管壁为 3 层或 5 层,食管病变≤1 cm,周围淋巴结 0.5 cm。食管癌的 EUS 表现为全周性或局部管壁增厚,正常食管声象破坏,病变多呈低回声或以低回声为主的杂乱回声。

(7) 核素显像　目前较常用的是正电子发射计算机体层成像(PET-CT),PET 通过检测葡萄糖代谢等指标可以获得功能和代谢信息。目前多用 18 氟-2-脱氧-D-葡萄糖(FDG)检查,可显示食管癌原发灶的范围、大小、区域淋巴结及全身其他部位转移灶。与常规影像学检查比较,18F-FDG PET 可以检出常规检查未发现的转移灶,有助于临床分期及治疗方案的制定。18F-FDG PET 显像也有一定局限性,对食管癌原发病灶侵犯食管壁的深度不能判定,食道对 FDG 也有一定的生理性摄取;当瘤灶较小或为高分化肿瘤,治疗后肿瘤处于代谢抑制期时,也可出现假阴性。对怀疑有脑转移的食管癌患者应进行 MRI 检查,其效果最佳。

5. 医生的诊断流程

第一步通常是先看普通科医生,由医生安排做必要的检验或者照 X 光。有需要时,再转介给专科医生,听取他们的意见和接受治疗。

专科医生在了解你的病历后,再为你验血、影像学检查等,以确定你整体的身体状况。以下是常见诊断食管癌的方法:

食管 X 线钡餐检查

在这种测试中,病人需饮下一种能被 X 线照射到的含钡液体。当钡由食管流向胃部时,医生可透过 X 线加以观察,同时拍下食管的 X 线片。

饮下钡液需时 15 分钟,过程并不痛苦。医生或护士会留在病房陪伴你,并会为你解答任何疑问。

食管内镜检验法

医生透过一个软管状的内窥镜,直接观察食管,软管是由富弹性的纤维制造,可轻易地转过弯角。管内有灯可助医生看到任何不正常的肿胀或其他情况。必要时可取出一小片细胞样本,用显微镜检查,以确定是否为癌细胞。这种方法称为活组织检查。

一般来说,病人可以在门诊部接受食管镜检查,但有些人需要留医一夜。当你躺在床上接受检查时,可能需要注射镇静剂(通常注入手臂静脉),注射会令你有些睡意,以减轻在检查时的不适。此外咽喉后的部位可能要作局部麻醉,然后医生会将一个形状如望远镜的内窥镜放入食管内,检查食管内部的情况。

食管镜检查虽然会引起不适,但是你不会感觉到任何疼痛。镇静剂在数小时后会失去效力。可请亲友陪你回家。在 4 小时内你不应吞咽任何东西,直至局部麻醉剂的药力消失为止。有些人在事后会感到喉头疼痛,这是正常的,通常在两天后就会复元,否则要告诉医生。如果感到胸部疼痛,也要告诉医生。

有时作食管镜检查要进行全身麻醉。在这种情况下,就可能要留住医院一晚。

在某些情况下,医生在进行食管镜检查时,会同时作食管扩张的治疗。

三、食管癌的分类

按病理组织细胞类型,食管癌分为:

(1) 鳞状细胞癌　目前我国食管癌的特点是以胸中上段鳞癌为主、局部进展期肿瘤多见,与早期病例多见的西方国家胸下段食管腺癌存在很大差异。鳞癌占95%以上,发源于食管鳞状上皮的癌,癌细胞的分化程度分为高分化、中分化和低分化,鳞状细胞癌Ⅱ级最多,Ⅰ级次之,Ⅲ级最少。

(2) 腺癌 食管腺癌多来自食管壁的导管,少数来自腺泡或异位的胃黏膜等。食管的单纯性腺癌,具有一般腺癌的特性。如果起源于胃黏膜上皮,可部分地残留胃贲门腺上皮的原位癌变以及有胃腺体癌的结构特征;在较多的腺癌组织中伴有小片鳞状细胞巢,则称之为腺棘癌;如果起源于食管黏液腺,则称之为黏液表皮样癌;如果源于不同部位的腺癌与鳞癌,共同存在于一个瘤体内,其所占部位不一,呈锯齿状改变,称之为邂逅癌;也可见于发生于唾液腺一样的腺样囊性癌或圆柱瘤。

食管的黏液表皮样癌,恶性程度较高,常呈广泛浸润和转移;腺样囊性癌在食管壁内广泛浸润,转移常见。

(3) 小细胞未分化癌 少见,发生率<5%,其预后差。

(4) 癌肉瘤 癌肉瘤的组织发生至今尚存在着争议。显微镜下,肿瘤组织中主要是肉瘤成分,可见纤维肉瘤、平滑肌肉瘤、横纹肌肉瘤、软骨肉瘤及未分化肉瘤等。

四、食管癌的分期

按 AJCC 2009 年标准,食管癌分期为:

T 原发肿瘤

Tx 原发肿瘤无法评估;

T0 原发肿瘤不存在;

Tis 高度不典型增生;

T1 肿瘤侵犯黏膜固有层、黏膜肌层或黏膜下层;

    T1a 肿瘤侵犯黏膜固有层、黏膜肌层;

    T1b 肿瘤侵犯黏膜下层;

T2 肿瘤侵犯固有肌层;

T3　肿瘤侵犯外膜层；

T4　肿瘤侵犯周围结构；

　　T4a　侵犯胸膜、心包、膈肌等可切除的肿瘤；

　　T4b　侵犯主动脉、脊柱、气管等无法切除的肿瘤；

N　区域淋巴结

Nx　区域淋巴结无法评估；

N0　区域淋巴结无转移；

N1　有 1～2 个区域淋巴结转移；

N2　有 3～6 个区域淋巴结转移；

N3　≥7 个区域淋巴结转移；

区域淋巴结的分布因肿瘤的位置不同而异。颈段癌区域淋巴结为颈部淋巴结，包括锁骨上淋巴结；胸段癌区域淋巴结为纵隔和胃周淋巴结，不包括腹腔淋巴结。

M　远处转移

M0　无远处转移；

M1　有远处转移。

G　细胞分化程度

Gx　分化程度无法评估；

G1　高分化；

G2　中分化；

G3　低分化；

L　肿瘤位置

胸上段　奇静脉弓上方；

胸中段　奇静脉弓-下肺静脉；

胸下段　下肺静脉下方；

分期

0 期　Tis,N0,M0,G1,L 任何；

Ⅰa 期　T1a,N0,M0,G1,X,L 任何;

Ⅰb 期　T1,N0,M0,G2,3,L 任何;

　　　　T2～3,N0,M0,G1,X,L 胸下段,X;

Ⅱa 期　T2,N0,M0,G1,X,L 胸上段,中段;

　　　　T2,N0,M0,G2,3,L 胸下段,X;

Ⅱb 期　T2,N0,M0,G2,3,L 胸上段,中段;

　　　　T1～2,N1,M0,G 任何,L 任何;

Ⅲa 期　T1～2,N2,M0,G 任何,L 任何;

　　　　T3,N1,M0,G 任何,L 任何;

　　　　T4a,N0,M0,G 任何,L 任何;

Ⅲb 期　T3,N2,M0,G 任何,L 任何;

Ⅲc 期　T4a,N1～2,M0,G 任何,L 任何;

　　　　T4b,N 任何,M0,G 任何,L 任何;

　　　　T 任何,N3,M0,G 任何,L 任何;

Ⅳ 期　任何 T,任何 N,M1,G 任何,L 任何。

食管癌分期解读

癌症的阶段通常用来形容显微镜下癌细胞的形状、大小,是否已经从原发位置扩散到身体其他的部分。了解这些信息可以帮助医生选择最合适的治疗方法。

食管癌分为下列五个阶段（0～5）。一般来说,数字越低,癌细胞扩散的机会越小。反之,数字越高,情况越严重,扩散的几率越高。

· 零阶段或原位阶段（carcinoma in situ,CIS）:这是食管癌非常早期的阶段,癌细胞仍然完全包在食管的内壁中。由于没有任何的症状,这个阶段的食管癌很难被发觉。

· 第一阶段:癌细胞只在食管表面的内壁发现,或者只在食管的一部分被发现，尚未散播到附近的组织、淋巴结或其他的器官。

· 第二阶段：癌细胞扩散到食管肌肉层，或者到附近的淋巴结，但是还没有扩散到其他的器官。如果癌细胞没有扩散到附近的淋巴结，称为 2A 阶段，否则称为 2B 阶段。

· 第三阶段：癌细胞扩散到食管壁以外的组织，到邻近的淋巴结或附近的组织，但是还没有扩散到身体其他的部分。

· 第四阶段：癌细胞已经扩散到身体其他的部分，如膀胱或大肠，甚或盆骨以外的地区。在这个阶段癌细胞已经扩散到肝脏、肺脏或胃部，此时称"继发性"或"转移性"癌。

医生一般用 TNM 的系统来分级，虽然 TNM 比较复杂，但是更精确。简单地说：

· T 形容肿瘤的大小。从 T0～T4 共有五个等级。

· N 形容肿瘤是否扩散到淋巴系统。有四个等级 N0～N3 形容有多少淋巴结受到癌细胞的侵入。

· M 形容癌肿是否已经扩散到身体其他的组织，如肝脏或肺部（继发性或转移性癌）。共分两个阶段：M0 是尚未扩散；M1 是已经扩散。

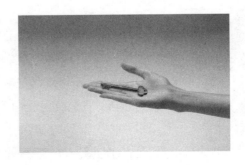

第三篇 控制食管癌

——合理对抗食管癌

关注癌细胞

也要关注正常细胞

平衡就是健康

调整也是治疗

生活是一种哲学

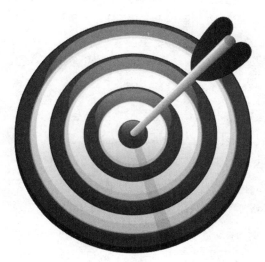

Longer life, Better life

C 先生,65 岁,患者以"食管癌术后半年,左肩关节疼痛 1 月,声音嘶哑 10 天"为主诉住院治疗。手术病理分期为ⅡA 期(pT2N0M0),术后 DDP＋CF＋5－FU 方案化疗 4 周期;入院检查发现双锁骨上淋巴结肿大分别达 6.0 cm 和 4.0 cm,质硬如骨骼、固定、无压痛,ECT 示左肩胛骨、右股骨中下段骨代谢异常活跃,胸部 CT 发现两肺转移。

住院后给予患者长春瑞滨和顺铂(NVB＋DDP)二药方案化疗,并每 4 周静脉滴注伊班膦酸 4 mg。治疗 2 周期后双锁骨上淋巴结明显缩小,4 周期后双锁骨上淋巴结接近消失,两肺转移灶明显减少或缩小,左肩关节疼痛消失,声音嘶哑无变化。疗效评价为部分缓解(PR)。

根据美国 NCCN 关于食管癌治疗指南,T4(肿瘤侵及食管全层)已发生转移或体质差而不能耐受手术者就不再做食管癌切除术。临床就诊的食管癌 70％以上的已是 T3 或 T4 并有淋巴结转移,部分患者已有远处转移的表现,所以适合手术的不足 30％,而事实上大约有 70％的食管癌都首先选择了手术治疗,结果是不但没有延长生存期甚至缩短生存时间,并且让患者徒受胸腹切开之苦,在有限的生命里饱受肿瘤和手术创伤的双重煎熬。

该患者术后不久就出现明显的全身转移,推测在首次就诊时就出现转移征象,只是由于医生的诊疗技术不高和责任心不强以及医疗设备不够先进等,以至于没有及时发现而误选了手术。

目前我国大多数医院的术后病理未能全面准确地评价术后肿瘤残留及淋巴结转移情况,加上外科医生与放疗和化疗医生缺乏良好的协作,从而使术后治疗不太合理。如果确认术后有肿瘤残留(无论是显微镜下或肉眼所见),那么应该放疗＋化疗(5－FU／顺铂),或补救治疗。该患者术后不久复发,提示术后的后续治疗不力。

晚期食管癌或不能手术的食管癌可接受化放疗,而本例已出现肺、骨和远处淋巴结转移,化疗或对症支持治疗就成为最后的选择。食管癌对化疗中度敏感,有效药物并不太多,特别要提出的是:化疗有效者的缓解期一般都只有 2～4 个月。食管癌肺转移发生率相对较低,骨转移也不很常见。化疗对肺转移灶常显示出较好的疗效,而肝转移和脑转移者预后多较差。

而另外还有一位先生不到 40 岁就发现是食管癌,心里非常着急,经多方打听后就去进行了 γ 刀治疗,后一直在家服中药治疗,一年后发生"食管瘘",生活上带来很多困难。

γ 刀是很强的射线,并不适合于对管腔脏器的治疗,但患者一旦确诊癌症都会病急乱投医。现代医学模式已经从"治疗疾病"过渡到"治病救人",体现"以人为本"的治疗理念。食管癌患者发病后关键要规范化诊治,食管癌的治疗提倡多学科诊治模式,治疗手段有手术、化疗、放疗、靶向治疗等,手术和放疗属于局部治疗,化疗和靶向治疗属于全身治疗。德国哲学家莱布尼茨曾说"世界上没有两片完全相同的树叶",随着个体化治疗的应用与发展,需要医生提供的是"量体裁衣"式的医学诊疗模式。癌症治疗的新理念逐渐成熟,特别是对于无法彻底治愈的晚期癌症患者,治疗不再以消灭肿瘤为唯一目标,疗效评价标准已由单纯观察肿瘤大小变化,转变为重视患者的生活质量,提倡"带瘤生存"、"与癌同眠",从而实现让梦想照进现实。

计划疗程

医生在计划疗程时,会考虑多种因素:

- *病者的年龄*
- *健康状况*
- *肿瘤的种类和大小*
- *肿瘤在显微镜下的形状*
- *肿瘤是否扩散到其他的部位*

医生在诊断和治疗时,会将食管癌分上、中、下三段考虑。

治疗的方法包括外科手术、化学治疗或放射治疗。不同的治疗可以单独使用,也可以合并使用。

治疗方案

治疗早期发现的食管癌,外科手术通常是最优先考虑的做法。如果肿瘤无法用外科手术割除,但是癌细胞尚未扩散到身体其他部位时,可能考虑同时或先后使用放射治疗和化学治疗。如果癌细胞已经扩散到身体的其他部分,化学治疗通常是主要的治疗方法,化疗主要的目标是缩小肿瘤,改进症状、延长生命和改善生活的质量,针对你的癌症类型和阶段,如果两种治疗的效果都同样有效,医生可能要你做选择。有时病人对选择感到困难。如果你碰到这种情况,先要确定自己对两种疗法都有充足的信息,并了解其副作用,以决定哪种治疗最适合自己。

一、食管癌的内科治疗

食管癌的内科治疗用药,既包括细胞毒类药物(即通常所说的化疗药物),也包括某些靶向治疗药物(如抗血管生成药物)、免疫治疗药物以及中药等,还包括化疗期间减少毒副作用、改善患者生活质量的药物。

化疗就是使用化学药物控制肿瘤组织的生长和增殖,达到治疗肿瘤的目的。化疗可以有效的控制肿瘤的生长和转移,但是化疗药物同时也有一定的毒性反应或产生耐药性。化疗是一门专业学科,必须在有经验的专科医生指导下进行,化疗应严格根据适应证、禁忌证进行,同时要根据病情及毒性反应程度随时调整用药剂量及进行相应的处理。

1. 食管癌化疗的分类

食管癌化疗可分为姑息性化疗、新辅助化疗、辅助化疗、局部化疗和增敏化疗等。

(1)姑息性化疗 主要用于晚期食管癌,目标是延迟病变发展,减少患者症状,提高生存质量、延长存活时间。

(2)新辅助化疗 是术前或放疗前化疗,通过化疗使不可切除病变转为可手术,使无法行根治性放疗的病灶转为可以行根治性放疗,同时期望通过减少微转移而提高长期生存率。

（3）辅助化疗 是完全性切除术后或根治性放疗后的化疗,期望通过减少微转移来提高生存率,特别是提高无瘤生存时间或肿瘤无进展生存时间。

（4）局部化疗 在影像介导下经动脉插管并通过病灶供血血管直接注入化疗药,形成瘤内药物高浓度以达到提高疗效的目的。

（5）增敏化疗 在放疗同时所进行的目的为增进肿瘤细胞对放疗敏感性的化疗。

辅助化疗

辅助化疗是指在对身体的肿瘤进行手术和根治性放疗后应用化疗,使原发肿瘤缩小,同时消灭可能残存的微小转移病灶,减少了肿瘤复发和转移的机会并提高治愈率。辅助化疗是综合治疗的一部分。它分为术后化疗、根治性放疗后化疗和术中化疗等。因此,在手术或根治性放疗消除局部的病灶后,再配合化疗,可以在肿瘤负荷很小的情况下,尽可能多的消灭体内残存的肿瘤细胞,减少复发,提高治愈率,延长生存期。

新辅助化疗

新辅助化疗又称手术前化疗或放疗前化疗,其目的是使局部病变及对周围组织的浸润、淋巴结转移缩小,增加手术切除率或增加放疗疗效和消灭微小转移灶,或延缓出现转移的机会,从而提高生存率。

2. 食管癌化疗的禁忌证和相对禁忌证

（1）PS 评分＞2 的食管癌患者不宜进行化疗。

（2）白细胞少于 $3.0×10^9$ / L,中性粒细胞少于 $1.5×10^9$ / L,血小板少于 $6×10^9$ / L,红细胞少于 $2×10^{12}$ / L、血红蛋白低于 80 g / L 的食管癌患者,原则上不宜化疗。

（3）食管癌患者肝、肾功能异常,其实验室指标超过正常上限 2 倍,或有严重并发症包括感染发热或出血倾向者不宜化疗。

（4）有活动性消化道大出血、胃肠道穿孔、消化道梗阻、阻塞性黄疸、非癌性感染发热大于 38 ℃等均不得接受化疗。

（5）在化疗中出现以下情况应考虑停药或更换方案

①治疗 2 周期后病变进展，或在化疗周期的休息期出现恶化者，应停止原方案，酌情选用其他化疗方案。

②化疗不良反应达 3～4 级，对患者生命有明显危险时，应停药，下次治疗时改用其他方案。

③出现严重并发症应停药，下次治疗时改用其他方案。

3. 食管癌的化疗

（1）食管癌的一线化疗

①联合化疗适用于 PS 0～2 的晚期或复发的食管癌患者。

②首选两药联合化疗方案；三药联合化疗方案是否更有优势，目前临床研究的数据不是很充分。

③对于 PS 为 2 或老年患者，单药治疗或联合治疗是合理的选择。

④全身化疗不适于 PS 为 3～4 的患者。

⑤对于局部晚期食管癌，化、放疗优于单用放疗，且同步化、放疗可能优于序贯化、放疗。

⑥对于晚期、不可治愈性的食管癌，化疗可能优于最佳支持治疗。

⑦在全身化疗的基础上加用某些靶向治疗药物，疗效上可能优于单纯的化疗，但目前仍在临床研究阶段。

［附 1］ 晚期食管癌常用的联合化疗方案

DDP＋5Fu（顺铂＋氟尿嘧啶）是最常用的化疗方案，其他可选择的有：

DDP＋Irinotecan（顺铂＋伊立替康）；

DDP＋TXT（顺铂＋多西紫杉醇）；

DDP＋PTX（顺铂＋紫杉醇）；

Oxaliplatin＋5‐FU（奥沙利铂＋氟尿嘧啶）。

奈达铂（NDP）是第二代的铂类化合物，日本研究认为，其抗肿瘤的作用优于顺铂,肾毒性、胃肠道毒性较低,与氟尿嘧啶具有协同抗肿瘤作用,临床上常用奈达铂替代顺铂用于食管癌的化疗。

对于食管腺癌,常用的方案是:ECF 方案(表阿霉素＋顺铂＋氟尿嘧啶)。

[附 2] 有希望用于晚期食管癌靶向治疗药物

小分子的酪氨酸激酶抑制剂:特罗凯或易瑞沙等;

作用于表皮生长因子(EGFR)受体抑制剂:尼妥珠单抗(Nimotuzumab,泰欣生)等;

作用于血管内皮生长因子(VEGF)受体抑制剂:贝伐单抗等。

(2)食管癌的二线化疗 对于在一线治疗期间或之后肿瘤进展的患者,如患者一般情况较好(PS 0 - 2),可考虑做二线化疗,可选择单药化疗或两药联合化疗,具体药物可选择一线未使用过的化疗药物。

4. 食管癌化疗并发症及处理原则

(1)厌食、恶心、呕吐 首次化疗者一般均在给药后 2～3 小时开始呕吐,只有环磷酰胺,通常延迟到静脉给药后 9～18 小时才发生反应。因此,在处理药物诱发的呕吐时要考虑两个问题:

①各种药物引起的呕吐的程度和持续时间,联合化疗时则要分别考虑;

②及时给予镇定止吐药物,监测体液平衡,鼓励少量多餐,防止误吸,必要时输液、输血以保证营养。

(2)口腔炎 大约 40% 的患者可发生口腔炎或口腔黏膜溃疡,这可能与化学药物造成黏膜受损以及骨髓抑制以及患者的抵抗力降低有关。护理时应注意口腔卫生,保持口腔清洁,可用0.9% 生理盐水或杜贝溶液漱口,避免进食油炸及辛辣刺激食物,多进软质饮食,多饮水,可口服维生素 B_2 及抗生素,一旦发现白色念珠菌白斑,可用 1:10 000 制霉菌素液涂抹患处或漱口,也可用 1:5 000 洗必泰溶液或 5%碳酸氢钠溶液漱口。

(3)血小板减少、出血、感染 均为骨髓抑制的表现。白细胞减少可引起机体抵抗力下降和感染的发生；血小板减少可导致出血倾向，甚至发生致命性出血。因此骨髓抑制对患者的危害很大，是化疗被迫减量或停药的最常见原因。出血表现为皮肤黏膜出血、牙龈和鼻出血。一旦发现出血，应减量或停药观察，当白细胞或血小板有减少趋势时，应及时调整药量防止骨髓严重抑制。必要时要及时补充血液成分，可按需要成分输入白细胞、血小板或红细胞。

（4）肝功能损害　一般在用药 1 周后可出现血清转氨酶及胆红素一过性升高。经保肝治疗后约 2 周恢复。化疗期间应注意监测肝功能，发现异常及时停药以减少肝脏的损害，同时应用保肝药物，并鼓励患者进食高蛋白、多维生素及高碳水化合物的食物以增强营养。

（5）肾脏损害　大多数常用抗癌药物都能抑制细胞免疫和体液免疫，从而不同程度的影响机体免疫功能。顺铂导致肾损害的主要改变是局灶性肾小管坏死，肾小管明显扩张和管型形成；丝裂霉素可引起延迟性肾毒性；环磷酰胺和异环磷酰胺可导致出血性膀胱炎。所以，用药前应详细询问肾脏病史并检查肾功能，凡有肾功不全者，应避免应用肾毒性抗癌药物，其他抗癌药物也应根据所测肌酐清除率调整剂量；化疗期间，要监测尿常规。补充水分和利尿，是防止肾毒性的主要方法。因此，应鼓励病人多喝水，减少药物对膀胱的刺激，常规碱化尿液，可口服碳酸氢钠或静滴 5% 碳酸氢钠，同时大量输液。

5. 食管癌化疗的对症支持治疗

- **急性呕吐和延迟呕吐**　化疗所引起的恶心、呕吐分为急性呕吐和延迟呕吐，前者指发生在化疗后 24 小时之内的呕吐，后者指超过 24 小时的呕吐。目前药物对急性呕吐控制较佳，但对延迟呕吐的控制则不太理想。对于铂类和其他强致呕化疗药物所引起的延迟呕吐，可单用 4～5 天的糖皮质激素或联合应用胃复安。

- **粒细胞减少**　粒细胞计数绝对值<500 /μL 称粒细胞减少症。除了

并发症增多外,还可以引起化疗推迟或药物剂量调低,对食管癌的化疗不利。粒细胞集落刺激因子(G－CSF)和粒细胞－巨噬集落刺激因子(GM－CSF)能有效的缩短粒细胞减少症的持续时间。

- **贫血**　食管癌患者因化疗引起的贫血可用促红细胞生成素来有效改善,但贫血严重时要输注红细胞。

- **血小板下降**　化疗后引起的血小板下降,可选择应用白介素－11(IL－11)或促血小板生成素,必要时要输注血小板。

- **厌食的治疗**　食管癌患者化疗后易出现厌食,常用醋酸甲地孕酮或甲羟孕酮来提高食欲,改善患者的一般情况。

6. 食管癌患者出院后的康复

康复通常要 3～6 个月时间,康复活动主要从精神和身体两方面进行:

(1) 精神方面　树立抗癌信心,保持精神愉快。如听音乐、看书、读报、旅游等。

(2) 身体方面

①用药:出院时医生通常会建议你继续辅助治疗,如抗癌药物、增强免疫力药物等。服用方法或注射方式一定要按医嘱准确使用。

②复诊:保管好你的门诊挂号卡单,出院一个月后到门诊复查。如果出现明显不适,应回医院门诊检查。

③饮食:进食营养丰富食物如肉、鱼、蛋以及含有丰富的维生素及纤维素的蔬菜水果等,既增加营养,也可减少便秘发生,避免煎炸、腌熏食物,戒烟酒。

④休息:注意休息,劳逸结合,参加适当的体育锻炼,如散步、打太极拳、练气功等。活动量根据自身具体情况而定。

如果对自己的疗法有疑问,不要怕问医生或护士。与医生讨论并写下每种疗法的缺点及优点,也会很有帮助。

TIPS：舒缓吞咽困难的方法

当病人有吞咽困难时，医生可能采取的治疗方法包括：

- 食管插管；
- 扩张食管；
- 激光治疗。

你或许发觉医院的其他食管癌病人，所接受的治疗方法跟你的不同。这种情形时常发生，因为他们患病的类型不同，因此需要也不同。也有可能是医生对治疗方法持有不同的观点。

二、食管癌的放疗

1. 放疗前的准备工作

（1）病人及家属的思想准备　多数病人得知患癌后有较多的顾虑和恐惧。心情不愉快，思想负担重，要帮助病人解决思想上的问题，争取病人的配合、理解。需了解清楚放疗中可能出现的问题和不良反应，如有不适，应及时与医生汇报，争取早作处理。

（2）医师的准备

①对诊断进行核实要有病理和细胞学的诊断，应有最近一个月的食管 X 线片、胸部 CT、B 超声检查颈部或 CT 以明确分期和治疗性质，食管内超声的检查。

②作食管的定位 CT 全面了解肿瘤的大小和肿瘤的范围，以明确治疗性质、照射范围的大小、照射野的设计、放疗剂量、放疗分次等。

③放疗前的对症治疗。

2. 食管癌治疗原则

临床上应采取综合治疗的原则。即根据病人的机体状况，肿瘤的病理类型、侵犯范围（病期）和发展趋向，有计划地、合理地应用现有的治疗手段，以期最大幅度地根治、控制肿瘤和提高治愈率，改善病人的生活质量。食管癌的治疗主要分为手术治疗、放射治疗和化学治疗。

3. 哪些食管癌病人需要放疗

利用放射线在外科手术前缩减肿瘤大小,或在食管癌的手术治疗后消灭残留的癌细胞。当肿瘤的大小及位置不适于作手术切除处理时,或患者的其他因素不适于作手术时,放射治疗是可取代手术的另一种选择。食管癌放疗包括根治性放疗、同步放、化疗、姑息性放疗、术前和术后放疗等。

(1)什么情况下单纯放疗? 一种情况是根治性放疗,一般情况好,病变比较短,食管病变处狭窄不明显(能进半流质饮食),无明显的外侵症状。无明显的胸背疼痛,CT 示未侵及主动脉或气管支气管等邻近的组织和器官。无锁骨上和腹腔淋巴结转移,包括 CT 无明显肿大的淋巴结,无严重并发症。另一种情况,姑息放疗,目的是减轻痛苦,如骨转移的止痛放疗,转移淋巴结压迫症状等,缓解进食困难,延长寿命。

(2)什么是术前放疗? 对于食管病变较长或外侵明显的病灶,可考虑行术前放疗,食管癌术前放疗是为了使局部肿瘤缩小,改善周围组织的癌性粘连,杀灭亚临床病灶,以提高手术切除率和降低复发率。

(3)什么是术后放疗? 目前临床上有下列情况出现时给予术后放疗:

①姑息手术,肉眼见有癌残留;

②术后病检残端有癌浸润;

③有淋巴结转移或术中食管周围淋巴结清扫不彻底;

④术后估计可能有亚临床病灶存在容易复发者。

一般手术后 3～4 周开始放疗。

(4)同步放、化疗 放疗期间每 3～4 周化疗一个周期,放疗后,每 3 周化疗一个周期。最近研究显示:与常规放疗相比,同步根治性放、化疗可以使食管癌的 1～2 年绝对死亡率下降 7％,局部残留/复发率下降 12％。常用的化、放同步的化疗方案为:食管鳞癌:DDP＋5－FU(顺铂＋氟尿嘧啶)、DDP＋TXT(顺铂＋多西紫杉醇 DDP＋PTX(顺铂＋紫杉醇)、Oxaliplatin＋

5－FU（奥沙利铂＋氟尿嘧啶）；食管腺癌：ECF 方案（表阿霉素＋顺铂＋氟尿嘧啶）。

（5）放疗的剂量 同步放、化疗时剂量为 56～60 Gy／6 周；单纯放疗剂量为 60～70 Gy／6～7 周；术后放疗视癌残留情况给予 50～70 Gy 不等的剂量照射为宜；术前放疗中下段食管癌 40 Gy 较好，颈段或上段食管癌放疗剂量可达 50 Gy。若特殊情况需行超分割或加速超分割，则时间－剂量需进一步探讨。放疗后 4～6 周再作手术切除。

（6）放疗的方式 分为两种，体外放疗及腔内放疗。

体外照射又称为远距离放射治疗。这种照射技术是治疗时放疗机将高能射线或粒子瞄准肿瘤。用于体外照射的放射治疗设备有 X 线治疗机、60Co 治疗机和直线加速器等。同时又分为普通照射和精确放疗。调强适形放射治疗是精确放疗中的一种，可以更大程度上减少正常组织和危及器官的受照剂量。因此，调强放射治疗（Intensity Modulated Radiation Therapy）可以降低放疗的晚期副反应，可实现安全提高肿瘤区剂量，从而进一步提高了肿瘤的局控率。在剂量学、临床方面均有较强的优势。

体内照射又称为近距离放射治疗。这种治疗技术把高强度的微形放射源送入人体腔内或配合手术插入肿瘤组织内，进行近距离照射，从而有效地杀伤肿瘤组织。治疗技术涉及腔管、组织间和术中、敷贴等多种施治方式。

（7）放疗的时间安排 食管癌患者作常规放疗应每周 5 次。在整个放疗过程中最好不要间断治疗。如果因为某种原因致使放疗中断，则每停照 1 天，其治疗剂量就应适当增加剂量，以弥补肿瘤细胞再增殖。应当根据病情决定照射时间，而不应根据作息时间安排病人的照射时间。

4. 食管癌放疗副反应

（1）穿孔 食管癌放疗后癌细胞发生坏死，故在晚期癌可能引起穿孔，引起食管气管瘘，或大咯血、纵隔炎、脓胸等。预后差。

（2）放射性食管炎 常规的外照射剂量下食管反应多不重。在达到

40 Gy 以后食管癌患者常感吞咽时痛,结束治疗后 2～3 周可消失,少数症状较重的可以采取分段治疗,或暂停数日症状均可消失。

（3）放射性肺炎 不常发生,与放疗照射的范围相关,大多数在放射治疗结束后 2～3 个月内发生,其临床表现为咳嗽、气短,合并肺部感染者则有发热,肺部有与放射野大小相符的大片状浓密阴影,可用强的松及活血化瘀的中药治疗。

（4）放射性脊髓炎 不常发生,多数是由于脊髓剂量超过正常限量后引起,一般在放疗后 1 年半左右的时间才发生,轻型者两下肢麻木,活动轻度受限,但能生活自理。重型者大小便失禁,两下肢功能丧失。大剂量维生素 B_1、B_2 并给予适量激素,对轻型者有缓解作用,对重型者疗效不理想。

（5）放射性皮炎 较常见,病人感觉有剧烈的瘙痒,表现为局部皮肤潮红,皮下有点状出血,可用 2% 薄荷淀粉止痒,禁用刺激性药物,切勿在日光下曝晒及用手抓痒,保持局部清洁与干燥。

5. 哪些食管癌患者不宜做放疗,为什么？

（1）明显恶病质。食管癌的患者多数长期进食梗阻、困难,渐发展到不能进食,体质渐消瘦,患者出现乏力、活动困难、贫血,生活逐渐不能自理。

（2）食管已穿孔形成各种瘘者。进食时出现呛咳应注意穿孔的可能,有些病人一经诊断即出现食管穿孔,或治疗过程中出现食管穿孔,这时不能行放疗或必须停止放疗。

（3）有远处脏器的转移并引起较严重的症状。例如食管癌双肺弥漫性转移,这时放疗已无意义,对症处理即可。

（4）严重胸背痛或伴有发热、心率快和白细胞升高。有这些症状的患者有发生穿孔的可能,必须先抗炎治疗 7～10 天,根据临床情况决定下一步治疗方案。

6. 食管癌放疗患者饮食

食管癌放疗患者除了积极配合治疗外,还要注意养成良好的饮食习惯,不暴饮暴食,少吃多餐,戒烟戒酒,忌食辛、辣、硬、烫、煎炸及酸性刺激性食物,以防病变部位出血和梗阻。应进食高热量、高蛋白、高维生素易消化食物,少吃甜食,每次进食后应适量饮水,以冲洗附着于病变部位的食物,增加放疗敏感性。

7. 放疗期间注意事项

(1) 注意保持口腔清洁,每日早晚饭后刷牙,必要时用温盐水或杜贝溶液漱口,防止口腔感染,以免加重进食困难及机体抵抗力下降。

(2) 给予细、碎软食物。避免进食刺激性食物及烟酒,并细嚼慢咽,少量多餐以保持机体修复的营养,每次进食可饮温开水冲洗食管,以减轻炎症与水肿。

(3) 放疗3~4周后,可采用半卧位,以防止胃液反流,减轻胸骨后疼痛。

(4) 对严重咽下困难、食后呕吐者,应及时补液,并注意补液的速度。

(5) 观察患者疼痛的性质,有无咳嗽(呛咳)、体温、脉搏、血压等变化,以便及时发现食管穿孔、出血的症状。

(6) 注意保护照射野皮肤,避免冷、热刺激,禁用肥皂、清洁剂、酒精、碘酊等。穿柔软纯棉内衣、避免摩擦。

8. 出院指导

(1) 坚持戒烟、戒酒。

(2) 注意营养和饮食的调整,避免进过热、过硬的食物,少吃腌制、霉变的食物;少量多餐,忌暴饮暴食;进食后半小时内取半卧位,避免平卧位。

(3) 加强口腔卫生,每次饭后饮水冲洗食管。

(4) 进行适当的活动和锻炼。

(5) 遵医嘱定期复查,按时服药,继续治疗。

治疗的利弊

许多人听到癌症治疗就紧张，因为治疗可能产生许多副作用。但是这些副作用可以用药物控制。也有些人想知道如果不接受治疗会有什么后果。

虽然许多治疗方法可能会造成副作用，但是经过不断的改进，使得副作用不断地减少也比较容易应对。

由于每个人的情况不一样，接受治疗的原因也不同，效果也会有差异。

决定治疗方法

如果你的癌肿仍然在初期阶段，而治疗的目标是为了痊愈，决定是否接受治疗或许并不困难。但是如果已经知道治愈不可能，而治疗只是为了在一段时间内控制症状，衡量是否接受治疗就困难多了。

在这种情况下，你需要与医生详细讨论治疗的细节，以决定是否需要接受治疗。如果决定不接受治疗，仍然可以得到舒缓照顾，用药物控制症状。

三、食管癌的外科治疗

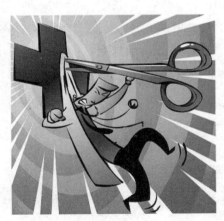

外科手术治疗是食管癌治疗中最古老、最重要的手段之一，也是早、中期食管癌首选和最有效的治疗方法。自 1940 年我国吴英恺教授成功开展了

第一例食管癌切除手术以来,经过广大医务工作者70余年的不懈努力,外科技术明显提高,食管肿瘤的手术切除率从50%上升到90%以上,术后的5年生存率也达到了50%。虽然食管癌外科治疗技术发展迅速,但由于食管癌不易早期发现,大部分接受手术的患者均处于中晚期,因此,总的治愈率近30年来基本上处于平台期,徘徊在30%左右。但早期食管癌手术后5年生存率可达70%~90%,因此,早期诊断和提前预防是食管癌的重点研究方向。

目前,食管癌外科治疗的发展趋势是手术扩大化、切口微创化、吻合机械化和方案综合化。手术扩大化体现在适应证和手术范围的扩大化,由于经济的发展和生活方式的改变,伴有心血管疾病和糖尿病的患者日趋增多,高龄和复杂食管癌患者的比例也逐步增加,使得接受外科手术的适应证不断扩大,但由于麻醉、手术技巧及围手术期治疗技术的进步,手术并发症和死亡率却逐步降低,而食管机械吻合器、超声刀和胸腔镜器械的广泛应用,使得手术时间缩短,手术创伤减轻,同时也使得食管癌手术逐步普及到县级医院以下单位。2010年,参考国际权威性的美国国立综合癌症网络(NCCN)所发布的《食管癌临床实践指南》,卫生部颁布了适合我国国情的首部《食管癌规范化诊治指南》,并将逐步完善,最终与国际接轨。该指南所确定的食管癌手术治疗原则是:

①在任一非急诊手术治疗前,应根据诊断要求完成必要的影像学等辅助检查,并对食管癌进行临床分期(c-TNM),以便于制订全面、合理和个体化的治疗方案。

②应由以胸外科为主要专业的外科医师来决定手术切除的可能性和制订手术方案。尽量做到肿瘤和区域淋巴结的完全性切除。

③根据患者的病情、合并症、肿瘤的部位以及术者的技术能力决定手术方式。

④经胸食管癌切除是目前常规的手术方法。

⑤胃是最常替代食管的器官,其他可以选择的器官有结肠和空肠(对术者有准入要求)。

⑥食管癌完全性切除手术应常规行区域淋巴结切除,并标明位置送病理学检查,应最少切除 11 个淋巴结以进行准确的分期。

1. 食管癌外科治疗的适应证和禁忌证

(1) 手术适应证

①病变未侵及重要器官,淋巴结无转移或转移不多($N_{0\sim2}$),身体其他器官无转移者(M_0)。即 2009 版 UICC 食管癌新分期下的 0、Ⅰ、Ⅱ 及 Ⅲ 期(除外 T_{4b} 和 N_3 的患者),一般认为,T1~T3 期甚至局部淋巴结转移(N1)的肿瘤都能切除。在有经验的治疗中心,对 T1a 期局限于固有层的肿瘤可以考虑内镜下黏膜切除术。仅有心包、胸膜或膈肌侵犯的 T4 期可手术切除。低位食管癌有可切除的腹腔淋巴结(≤1.5 cm)、但未侵犯腹腔大动脉、主动脉或其他器官的 Ⅳ$_A$ 期可手术切除。

②放射治疗无效或复发的病例,无局部明显外侵或远处转移征象。

③少数虽高龄(>80 岁)但身体强健无伴随其他疾病者。

④无严重心、脑、肝、肺、肾等重要器官功能障碍,无严重伴随疾病,身体状况综合评估后可耐受全麻开胸手术者。

(2) 手术禁忌证

①一般状况和营养状况很差,呈衰竭和重度恶病质表现。

②病变外侵周围组织和器官,如心包、支气管膜部等,难以完全切除(T4b),伴有多个淋巴结转移(N3),全身其他器官转移(M1)。即 2009 版新 UICC 分期中的 Ⅲc~Ⅳ 期(T4b 或 N3 或 M1)。T4 期(累及心脏,大血管,气管或临近脏器包括肝脏、胰腺、肺和脾脏)被认为是不可切除的。下段食管癌 Ⅳ 期(腹腔淋巴结>1.5 cm,累及腹腔大动脉,主动脉或临近脏器包括肝脏、肺和脾脏)和有系统转移或非局部淋巴结转移的 Ⅳ 期也被认为是不可切除的。

③心、肺、脑、肾等重要脏器有严重功能不全者,如合并严重肺功能不

全、心力衰竭,6 个月以内有心梗,严重肝硬化、严重肾功能不全等。相对手术禁忌证包括食管癌伴有穿孔至气管食管瘘,胸下段食管癌出现颈部淋巴结转移或颈段病变出现腹腔动脉旁淋巴结转移等。上述患者病情较晚,手术范围和创伤大,预后很差。

2. 食管癌外科手术前的准备

(1) 完善术前检查,进行风险评估 一旦经过食管癌诊断及分期检查确认为符合外科手术适应证的食管癌患者,主治医生会制定一系列与食管癌切除术相关的术前临床检查。

首先医护人员会详细询问病史并了解全身健康状况,了解是否有药物过敏史和既往手术史。入院后即开始重要器官功能的检查,包括:血、尿、粪常规,电解质,肝肾功能,心电图,肺功能,胸部及上腹部 CT,上消化道钡餐,纤维胃镜检查,必要的病理检查(组织活检),必要时行超声胃镜和 PET - CT 检查。其主要目的是了解病人的肿瘤病情和心、肺、肝、脑、肾等器官的功能状况,对食管癌病变进行分期评估和手术风险评估。

食管癌患者的术前风险评估是手术前的重点环节,没有良好的风险控制,就不会有顺利的围手术期康复。风险评估一般从患者的既往病史开始,如病人存在以下病史:慢性呼吸道疾病(老慢支、肺气肿、肺心病、哮喘等);心脏病史(3 个月内有心绞痛,6 个月内心肌梗死,严重心衰或心律失常等);慢性肝炎、肝硬化史;各种原因所致肾功能不全病史;3 个月脑出血或脑梗死病史;严重高血压、糖尿病史;胸部或上腹部手术史;胸部疾病放、化疗史等,则更加要重视患者的心肺功能是否能耐受全麻开胸手术。

外科评估的重点是肺功能和心脏功能检查。肺功能的评价手段包括静态和动态两种。静态的检查手段有:屏气试验,肺通气功能和弥散功能,血气分析等检查。动态的检查方法包括:简单爬楼梯试验,运动心肺功能检测等。肺功能测定临床常用的有肺活量(VC),最大通气量(MVV),第一秒用力呼气量(FEV1)。第一秒用力呼气量占用力肺活量的百分率(FEV1%)。

一般认为当 VC 占预计值百分率（VC%）≤50%，MVV 占预计值百分率（MVV%）≤50%，FEV1 或 FEV1%＜40%时剖胸手术的风险非常大。通常 MVV% ≥70% 者手术无禁忌，69%～50%者应慎重考虑；49%～30%者应尽量保守或避免手术，30%以下者禁忌手术。血气分析用以判断血中氧和二氧化碳的交换功能，对年龄大、肺储备功能不足的患者术前应常规检查。心电图和心脏超声检查用以确认心脏能否承受开胸手术。

若静态肺功能检查有问题或既往患者有心肺疾病史，可增加运动心肺功能检查和简单的爬楼梯试验。如果患者能在 1～2 分钟内连续爬楼到 3 层以上，一般可耐受一切口食管手术；能连续上到 5 层，则可以耐受三切口手术。有条件的情况下，应该加做运动心肺功能检查来科学评价患者的心肺功能状况。

（2）心理准备　食管癌切除术是在全身麻醉下进行的常规手术，既不是像拔牙、阑尾切除那样风险小、痛苦小的局部手术，也非许多患者所担心的非疾或残、痛苦难忍的地狱之旅。病人入院后医护人员会正确引导其消除手术恐惧心理，建立起战胜疾病的信心。病人自己也可以采取多观察和询问手术过的其他患者，获得对手术过程的感性认识，逐步打消疑虑。

食管癌患者手术前后均存在有不同程度的心理问题。术前以情绪问题及行为问题为主，其中又以抑郁和焦虑症状最明显。国内外研究表明，心理干预可改善患者的心理状态，提高外科治疗的效果。心理干预方式应具有综合性、个体化和全面性，临床医护人员应掌握方法和应用技巧。比如，术前应有选择性的、逐步、分次将疾病信息告知患者，使其逐渐接受；另外，有针对性地做好术前、术后的各方面的指导，如咳嗽排痰、床上肢体活动指导等，使患者做好生理、心理准备；术后积极和患者沟通，了解其疼痛、睡眠等情况，及时、适当给予患者药物以改善症状。

患者是独立的个体，干预必须做到有针对性、个体化。可以通过交流及评分了解患者性格及心理问题，进行个体干预。对回避问题、抑郁沮丧的，安排他们与乐观的患者交流,用积极的心态感染他们;对没有信心的患者,请康复者"现身说法",帮助患者重拾信心,增添其对抗疾病的勇气;对存在掩饰人格、过分压抑、克制的患者,加强沟通,努力挖掘其内在的真实感受,并帮助其释放压力;对经济压力大、担心费用的患者,帮助其与主管医生沟通,尽可能减少不必要的检查从而帮助患者节省开支等。以上种种旨在帮助患者正确认识疾病,对待手术,促进心理康复,改善预后。

对癌症患者的心理帮助应该是全面而系统的。心理干预应该包括患者、患者的亲属和社会成分。家庭是患者最直接最普遍的精神力量来源,因此加强癌症患者的家庭社会力量,帮助形成一个全方位的心理支持系统是必要的。另外,我们常可遇到部分患者家属直言在得知病情后心理压力之大并不亚于患者,而这种状态本身会影响患者。因此,我们首先与患者家属进行沟通,讲解疾病相关知识,帮助其更好更快地适应癌症给家庭带来的变化,缓解压力,同时让家属给予患者强大的精神支持,督促患者更好地配合治疗,从而让患者把更多的注意力放在肿瘤的治疗上。

(3)身体方面的准备　通过纠正贫血、低蛋白血症、水电解质紊乱,改善全身营养状况,增强对大手术的耐受能力。

患者手术前一定要戒烟,吸烟对胸部手术有不利的影响。吸烟可以刺激呼吸道,减弱气管内纤毛对黏液的清除能力,导致痰液淤积,影响术后排痰;开胸手术对健康肺组织是一种损伤,食管癌术后容易出现肺不张,出现肺部感染的几率明显增加。医护人员会告诫吸烟者立即停止吸烟并于术前至少达到戒烟 2 周。对术前有肺气肿、慢性支气管炎的病人,医生会采取超声雾化、预防性应用敏感抗生素等措施,减少术后并发症的发生。医护人员还会指导患者如何锻炼肺功能和有效咳嗽、排痰。

对于合并其他疾病的老年患者,术前积极处理治疗合并疾病,也是必不可少的步骤。合并高血压、冠心病、糖尿病虽不是手术禁忌证,但术前需进行相应的药物治疗,并进行一定时间的临床观察、调整,达到手术允许的范围。

食管癌患者因进食受阻,术前均有不同程度的营养不良,对重度营养不良患者,术前应适当补充各种营养物质,包括生理盐水、电解质、能量、多种维生素等,通过肠内或肠外营养支持一段时间后再手术,会有利于手术后的尽快康复。

（4）医患配合方面的准备　手术前后医护人员和患者及家属之间的沟通、配合十分重要,患者及家属有权向经治医生了解手术方案,提出合理的治疗要求,共同确定手术方式和日期。而告知手术风险,签署知情同意书是手术前必须进行的程序。

术前一天要进行皮肤准备、配血检查,术前晚 10 时禁饮食,常规服用催眠药。进手术室前摘除所有的首饰、隐形眼镜、假牙、假发等,佩戴明确标识有病人姓名、住院编号、手术部位等特征的标牌,家属应积极参与接送病人的核对工作,确保万无一失。

3. 食管癌的手术方式

对身体条件符合局限切除的食管癌,应该首选食管部分或大部切除术。可接受的术式包括经胸食管切除术,吻合口在胸或颈部;经膈食管切除术,吻合口在颈部;微创食管切除术,吻合口在颈部或胸部。对一些局部复发无远处转移的患者可以考虑补救食管切除术。

（1）具体手术方式的选择主要依据食管原发肿瘤的大小,部位以及外科医生的经验。手术入路有左侧和右侧开胸及不开胸等 3 种路径。

· 左侧开胸路径包括：左后外侧开胸一切口、左后外侧切口开胸＋左颈（左侧两切口）,左侧胸腹联合切口,开腹＋左后外侧开胸等途径。

· 右侧开胸途径包括：右后外侧开胸一切口（经食管裂孔游离胃）、右后外侧开胸＋腹正中切口开腹（右侧两切口,Ivor-Lewis）、右后外侧开胸＋腹正中切口开腹＋左颈（右侧三切口）。

· 不开胸途径包括：不开胸颈腹二切口食管拔脱术（食管翻转拔脱）,纵隔镜辅助不开胸颈腹二切口剥脱术,经膈肌裂孔不开胸颈腹二切口食管剥脱术。

(2) 也有根据传统的手术方式分类方法,如:

- 胸、腹、颈三切口食管次全切除术;
- 经左胸食管癌切除、主动脉弓下或弓上食管胃吻合术;
- 经左胸食管次全切除、食管胃颈部吻合术;
- Ivor-Lewi 手术;
- 腹部和颈部两切口食管拔脱、食管胃颈部吻合术;
- 电视胸腔镜辅助食管癌切除术;
- 食管次全切除、空肠或结肠代食管手术等。

手术吻合口的最佳位置一直存在争议。颈部吻合的优点包括:食管切除范围广,避免开胸手术,较少发生严重的食管反流症状以及与吻合口瘘相关的严重并发症。胸内吻合的优点包括:吻合口瘘和吻合口狭窄的发生率低。虽然一些外科医生倾向于结肠代食管术,但是大多数外科医生在食管切除后还是用管状胃来代替食管,使用管状胃简化了手术操作,病人满意而且术后并发症少。结肠代食管术一般用于曾行胃手术或由于其他的手术操作阻断了胃的血液供应者。

目前常用的几种食管胃切除术术式都是可以接受的。

Ivor-Lewis 食管胃切除术采用经腹和经右胸切口,于上胸部行食管胃吻合(平或高于奇静脉水平)。游离胃并作管状胃时,需开腹和胃左动脉旁淋巴结切除,分离胃左动脉,并保护胃网膜和胃右动脉。此术式适用于胸段食管任何位置的病变,但是当肿块位于中段食管时,切缘可能不足。

经膈食管胃切除术采用经腹和左颈切口,胃的游离与上法相同。通过腹部切口将管状胃经纵隔上提并置于颈部切口外行食管胃吻合。此术式适用于胸段食管任何部位的病变,但是当肿块巨大、位于食管中段且靠近气管时,操作困难而且风险很大。同样清除周围淋巴结时,经膈食管胃切除术比经胸食管胃切除术死亡率更低。经左胸腹食管胃切除术指经第七肋间行左胸和腹部联合切口，胃的游离同上，并经左胸行食管切除。虽然管状胃行经主动脉弓后吻合口可以更高一点，但一般在略高于下肺静脉水平于左侧胸腔作食管胃吻合。此术式适用于食管下段病变。

微创食管切除术与常规开胸手术相比具有死亡率低，术后恢复快的优点，尤其微创外科手术适合于老年患者。近年来由于手术器械的不断改进，电视胸腹腔镜下食管癌根治术逐步在条件成熟的医院开展，使得手术中的系统性淋巴结清扫得以规范和扩大，理论上应提高手术患者的远期生存率。但微创术式与开放性手术相比是否能提高生存率还没有用随机试验评价过，在多数情况下还是倾向于开放性手术（例如，较大的不易处理的癌肿，考虑到合适切缘的位置以及管状胃是否适用，病人已经接受过上腹部手术）。对大多数患者来说开放性手术还是标准方案。

内镜下黏膜切除术（EMR）是微创外科的主要进展。EMR 已经在日本被广泛用于早期食管鳞癌的治疗和分期，正逐渐被西方国家接受。EMR 已经被报道用于评估手术切除前肿瘤侵犯的深度。食管癌用 EMR 的适应证包括局限于黏膜固有层，没有内脏或淋巴结转移的高分化或中分化鳞癌。

手术切口的大小是患者重点关心的问题，经典的食管癌切除手术均采用胸部后外侧切口，类似英文字母"S"，长约 30 厘米，需要切断前锯肌、背阔肌、斜方肌等胸壁肌肉，切除或切断部分肋骨，手术创伤较大，手术后切口疼痛的感觉明显，因疼痛难以进行积极有效的术后咳嗽、排痰，发生肺部感染、肺不张以及胸腔积液等并发症几率增高。近年来我们采用尽可能减少损伤胸壁肌肉的小切口开胸（MSMT），手术时沿前锯肌肌纤维方向分开，保留背阔肌的完整性，不切断肌肉和胸背、胸长神经，不切除肋骨并尽量不切断肋骨，使得开胸和关胸时间明显缩短，病人术后疼痛轻微，上肢及肩关节活动无明显受限。早期活动及有效的咳嗽明显降低了围术期并发症发生率和死亡率，住院时间亦显著缩短。随着器械外科技术的进步和小切口下手术操作技巧的提高,经 MSMT 可方便地施行与传统开胸手术相同的解剖性食管切除和系统淋巴结清扫,能对绝大多数具备手术适应证的食管癌实施根治性切除,获得与传统后外侧切口食管癌切除术相同的治疗结果。

4. 食管癌手术中的规范化操作

随着临床实践的积累和大量的临床总结,食管癌手术治疗的理念由朴素的解剖学切除,上升到针对肿瘤的生物学行为进行规范化的"无瘤"切除。具体措施包括:

(1) 手术时应最大限度地清除肿瘤,最大限度地保留健康组织,以延长患者的术后生存期,提高患者术后的生活质量。切除食管的范围一般要超过肿瘤上下边缘 5 cm 以上,肿瘤附近的纵隔脂肪、胸膜应一并切除。

(2) 食管肿瘤切除后必须系统清扫相关纵隔及腹腔淋巴结(胸腹二野淋巴结),必要时包括颈部淋巴结(颈、胸、腹三野),以达到根治目的和统一的术后病理分期,提高 5 年生存率。

(3) 术中遵循"无瘤操作"技术,术中尽量不用手和手术器械去挤压肿瘤组织,解剖纵隔、食管、胸膜以及切除淋巴结,尽量使用电凝、电切和超声刀,切除淋巴结群须整块完整地摘除,手术结束时应以灭菌注射用水(必要时可选用化疗药物),冲洗并浸泡食管床和胸腔,最大限度地减少医源性癌细胞播散和种植。

(4) 手术应仔细操作,减少术中和围术期出血和输血,力争做到不输血,以减少输血引起的免疫问题、传染病问题,以及输血引起的癌肿复发。

5. 食管癌术后并发症的诊断与处理

食管癌切除、淋巴结清扫及消化道重建手术的时间较长,且手术涉及胸、腹腔及颈部多处部位和器官,对人体正常生理稳态的影响比较大,加之患者术前均有不同程度的营养不良和免疫功能降低,术后出现并发症的几率较大,尤其集中在循环、呼吸和消化系统等人体重要脏器,严重时甚至危及生命。国内外报道术后并发症发生率高达 10％～30％,其中以吻合口瘘和肺部并发症最常见,还可能发生乳糜胸、吻合口狭窄、胃排空障碍、喉返神经损伤和膈疝等。

（1）吻合口瘘 是食管癌术后最常见的并发症之一,包括胸内吻合口瘘和颈部吻合口瘘,发生率在 5％～20％,前者发生率低,但治疗复杂,死亡率高,后者虽发生率高,但预后较好。吻合口瘘的发生原因有:吻合口组织血供不良;吻合口张力过大;吻合技术不当,黏膜对合不良;吻合器械故障;全身状况差,如重度营养不良,术后长时间低氧血症、低血压等。一般吻合口瘘发生于术后 3～7 天,临床表现为发热、胸痛、呼吸困难,颈部吻合口出现红肿,皮下气肿,有胃液渗出,胸腔引流管液体浑浊,胸部影像学检查可见包裹性积液和液气胸。一旦怀疑吻合口瘘,可行食管造影,确定瘘口位置,采取食管内置管脓腔引流(胸内吻合口瘘)、胸腔闭式引流、颈部切口双套管冲洗等治疗措施,同时加以肠内营养支持,多数病人均可痊愈。少数胸内吻合口瘘的患者,必要时需再次手术清理脓腔和重新置管引流。

（2）乳糜胸 食管手术时损伤胸导管所致,发生率为 0.4％～2.6％,主要的易发因素:肿瘤组织有外侵,与胸导管粘连,尤其是肿瘤位于中上段;术前施行过放疗,局部组织水肿,质脆,手术时易损伤胸导管;胸导管走行变异,术中预防性结扎失败。乳糜胸的临床表现有:术后 2～5 天开始从胸腔引流管内流出大量液体,早期为淡红色,以后多为淡黄色,清亮,一旦进食或进行肠内营养,引流液就会呈典型的乳白色,一般每日 500～1 000 ml,量多时可达 2 000 ml 以上。若胸引管已拔除,病人会因大量胸水压迫而出现心慌气短,呼吸困难,因脱水致尿少,下肢凉。若乳糜渗漏严重或持续时间过长,会出现营养不良和水、电解质失衡,表现为极度消瘦,神情淡漠。治疗乳糜胸有保守和手术治疗两种。保守治疗针对早期乳糜胸和每日引流量在 600 ml 以下者,采取禁食,充分引流,静脉营养支持。引流量有所减少后,可通过胸引管注入粘连剂,如 50% 葡萄糖、红霉素粉等,促使胸膜粘连,将胸导管破口封闭局限在纵隔内。若保守治疗无效,或引流量每日在 1 000 ml 以上,就应手术结扎胸导管:于膈肌上 8～10 胸椎前方和降主动脉间,将该区域内的三角形组织连同奇静脉一并用粗线结扎,必要时纵隔胸膜涂以碘酒,促进术后胸膜粘连。

(3) 膈疝　手术后引发的膈疝定义为腹腔内器官、组织经膈肌切口上行至胸腔,可发生于术后早期,亦可发生于术后 1 年或更长时间。造成膈疝的原因有多种,基本上与手术操作有关,并不能完全避免。疝内容物多为小肠横结肠,也可能为脾脏和网膜,部位都在左侧膈肌切口与胃之间。早期膈疝的临床表现为突然不同程度的胸腹部疼痛或不适,有的伴有肠梗阻症状,若大量腹腔脏器进入胸腔,必将挤压肺和心脏,可引起胸闷及呼吸困难。一旦发生严重肠梗阻致嵌顿或绞窄,会引发剧烈胸、腹痛,伴恶心呕吐,停止排气和排便。膈疝的诊断不难,X 线胸、腹部平片或 CT 提示胸腔出现肠袢影或多个气液平面,即可确诊。积极手术治疗是食管癌术后膈疝的唯一途径,方法为将疝到胸腔的腹腔脏器还纳到腹腔,牢固修补膈肌裂口,一般预后良好。

(4) 喉返神经损伤　双侧喉返神经走行于气管食管沟内,中上段食管肿瘤或转移的淋巴结可侵犯喉返神经,手术切除肿瘤或清扫淋巴结容易损伤一侧或双侧的神经。损伤后可出现声带麻痹,声音嘶哑,进食流质时易误咽入气管而出现呛咳,严重时可造成吸入性肺炎。术后单侧喉返神经损伤一般无需特殊处理,进半流质饮食,等待声带协调闭合功能的恢复。若手术中喉返神经未切断,只是牵拉或水肿压迫,多在 3 个月左右恢复,否则需半年时间等待健侧声带的代偿作用。

(5) 胃排空障碍　原因并不十分明确,可能与下列因素有关:双侧迷走神经损伤,术后胃动力消失;胃代替食管进入胸腔,由原来的腹腔正压环境变为胸腔负压环境,不利于胃排空;术中胃壁挫伤,引起胃组织充血水肿,造成胃蠕动无力;幽门游离不充分,上提胃张力过高,致幽门成角,导致幽门不全或完全梗阻;精神刺激造成高级神经功能紊乱,使胃肠功能恢复缓慢。临床表现为术后进食一段时间出现胸闷、嗳气,继而恶心、呕吐,X线检查示胸胃扩张明显,胃内有大液平,钡餐提示幽门功能障碍。具体的治疗措施应根据不同的病因有针对性的选用:机械性梗阻需要手术治疗,而功能性梗阻保守治疗即能痊愈,一般 2～4 周均能恢复,也有长达数月者。保守治疗的措施有:禁食,持续有效的胃肠减压;应用 H_2 受体阻滞剂、生长抑素等药物减少消化液分泌;应用促进胃肠动力药,如胃复安、多潘立酮、莫沙必利;胃镜下扩张幽门,反复刺激胃壁;经胃管高渗盐水洗胃,刺激胃窦部蠕动;置入十二指肠营养管给予肠内营养支持。

(6)吻合口狭窄 食管癌术后吻合口狭窄的发生率在 2%～10%,原因一般分为吻合技术、吻合方式、患者瘢痕体质、术后放疗导致结缔组织增生等。临床表现为术后 1～2 个月出现进食不畅,并逐渐加重,严重时完全不能进食。治疗可首先采取食管扩张术,一般每周 1 次,连续 2～3 次,但有时需反复多次扩张。对多次扩张无效的顽固性吻合口狭窄,可采用食管支架置入。

6. 术后注意事项

食管癌患者均需行全麻开胸手术,往往有长期大量吸烟病史,手术前就有咳嗽咳痰症状,加上手术本身对肺功能的不良影响,术后痰量会明显增加,需要患者有力、有效的咳嗽将痰液从肺内排出。但由于手术后患者往往切口疼痛惧怕咳嗽,致使痰液不能及时排出,导致呼吸道梗阻发生肺部感染以及肺不张等并发症,影响患者的康复。为预防上述情况发生,医护人员会经常督促病人坐起,叩背,震动末梢细支气管使痰液松动,易于咳出。

胸腔引流管是食管癌手术后必须安置的导管,其作用是将胸腔内的积

液和积气及时引流到体外,尽早恢复胸腔的负压状态,便于肺通气功能的恢复。胸腔引流管的术后管理应有专业人员负责,应注意:

(1) 定期雾化吸入,积极配合做有效的咳嗽、咳痰,以利于肺膨胀。

(2) 多取坐位或半卧位,注意防止胸腔引流管扭曲、折叠、受压导致引流不畅。

(3) 避免过度牵拉或位置过高,引起胸腔引流管拔脱或胸液逆流造成胸腔潜在感染的风险。

(4) 家属不要参与胸腔引流管的护理,因对胸腔闭式引流的结构及功能不甚了解,如操作不当,有可能造成胸腔感染或气胸。

开胸后的康复锻炼主要为促进肺功能和手术侧上臂功能的恢复,因此术后宜积极进行深呼吸和术侧上臂旋转、抬举等活动锻炼。

术后另一需重点管理的管道是胃管和鼻—肠营养管。胃管将胃肠液及时引出体外,以免消化液对吻合口的侵蚀;鼻—肠营养管的作用是在患者术后禁食期间将营养液输入到空肠,维持患者的营养供应,是现代外科学的重要康复手段。因此,术后管理好这两根管道,是保证病人尽早康复的必要措施,需要医生、护士和陪护人员共同努力,把握好各个环节,确保"生命线"的畅通。

7. 术后的复查、随访

食管癌患者术后复发和转移率较高,还有一部分患者会再次患食管癌,这是恶性肿瘤的基本特征。因此我们要求食管癌患者术后都要进行定期检查、随访,并建立完整病案和相关资料档案。一般来讲,术后第一年,每3个月复查一次;第二年,每半年复查一次,直到4年,以后每年复查一次。术后第一年的复查包括手术后相关检查和肿瘤学相关检查,术后早期可能会有手术一侧胸腔的少量积液,是正常现象,但术后胸腔积液由少增多,则应积极处理。每年至少要做一次胸部CT复查,有助于发现纵隔内淋巴结转移,一旦影像学检查有问题，就应及时治疗。定期随访检查的另一个好处是患者能及时的从医生那里得到关于食管癌治疗的最新进展，能在第一时间接受新技术、新药物的治疗。定期随诊检查最少应持续 5 年。

为便于随访工作，复查时请带齐手术前后的病历资料（病理报告，手术记录，以往就诊时拍摄的影像学资料，包括胸片、CT、核磁等，如果接受过放化疗，应能向专家提供放化疗方案、放化疗疗程以及治疗效果的评价，如肿瘤大小的变化等）。复查结束后不要忘记向医生索取检查结果、复查结论，并妥善保管，便于下次复查时完整提供，问清楚下次复查时间和预约方式。

8. 食管癌术后辅助治疗

除早期食管癌，术后大多数病人都需要进行放、化疗等相关抗肿瘤治疗。手术康复后（一般 3～4 周），患者应及时到医院就诊，制定术后综合治疗方案，在专家的指导下进行后续治疗，以巩固手术疗效，切忌根据虚假广告自己选择服药或迷信民间偏方。目前肺食管癌的规范化诊治方案是专家学者经过几十年的研究、总结，不断完善后提出的，每年都在不断更新，基本排除了因为医生水平有限造成的主观上的失误，因此，到正规医院进行后续治疗，应是食管癌患者的最佳选择。

术后化疗是目前唯一确切有效的预防和治疗全身转移方法。术后化疗又称术后辅助化疗，是在食管癌经根治性切除后，为进一步消灭体内可能残存的微小转移病灶和防止复发而进行的化疗。理论上手术后残存的瘤体增长较快，其主要原因如下：手术使瘤负荷减小，术后残存的处于休止期的瘤细胞进入增殖期，瘤体的倍增时间大大缩短；术后患者处于高凝状态，机体的免疫力低下，有利于瘤细胞的增殖和转移；术后患者体内各种促进细胞生长的细胞因子反应性增高，也会促进肿瘤细胞的生长和分化。术后给予紫杉醇（PTX）联合顺铂（DDP）方案对食管、贲门腺癌的疗效，结果显示出较好疗效，2 年生存率达 60%。临床试验结果也显示术后化疗组的 5、10 年生存率显著高于单纯手术组;进一步分组研究发现阳性淋巴结少于 8 个的患者两组生存率差异无统计学意义,而当淋巴结转移多于 8 个时,其差异有统计学意义。提示术后化疗对预防食管鳞癌局部复发有一定作用。因此,对于术后病理证实有较高的淋巴结转移率的患者,给予适当的术后化疗是有益的。

术后放疗的目的是消除术后可能残存于瘤床及其周围的肿瘤组织或细胞,促进手术创面的愈合。多应用于术中发现癌组织已侵及邻近组织或器官,不能完全切除肿瘤或术中淋巴结未能彻底清扫的患者。放射野的范围应包括瘤床和转移的淋巴结区。术后放疗仅能提高食管癌的局部控制率,不能改善远期生存率。研究表明,术后放疗对淋巴结转移阳性者和晚期患者有益,而淋巴结阴性患者术后放疗对提高生存率并无明显优势。一般而言,食管癌根治术后应行预防性放疗,无淋巴结转移者术后也可以放疗以防将来潜在的转移。凡患者全身情况允许,在术后 3～4 周内最好行放疗,对术中发现癌组织已侵及邻近器官而不能作彻底切除或术中发现食管旁纵隔淋巴结清扫可能不彻底者更应行术后放疗。放疗方法通常选择普通放疗或适形放疗,总剂量 50～60 Gy,时间跨度 4～6 周不等。

9. 手术常见问题解答

· Q:**食管癌术后什么时间能进食,能吃哪些食物?**

A:一般术后 4～5 天肛门排气后(胃肠蠕动功能恢复)可开始进流质,先少量喝温开水,找到吞咽的感觉,随后开始喝米汤、鱼汤、菜汤,每日 6～8 顿,每次 50～100 ml;6～7 天可开始进半流质饮食,如稀饭、面条,蒸鸡蛋羹等;若进食后未发生吻合口瘘或胃排空障碍等并发症,一般术后 2 周即可进食米饭、面包、蔬菜等正常干性食物,以预防吻合口狭窄。

· Q:**术后为什么要少食多餐?**

A:食管切除后大多用胃上提到胸腔代替部分食管,胃的储存食物的功能也就丧失了,因此,每餐略微多吃就会感到饱胀和不适,需要将原来一日三餐的饮食量分做5～6餐,才能满足日常的营养需要。

· Q:食管癌术后能否吃鸡鸭和鸡蛋?

A:许多患者术后听信熟人和邻居口口相传的忠告,即鸡鸭和鸡蛋是促进肿瘤生长的(老百姓称之"发物"),不能吃,结果导致营养跟不上,消瘦,抵抗力下降,带来不良后果。上述民间传说缺乏科学依据,鸡鸭鱼肉、禽蛋牛奶都是富含营养成分的食品,恰恰是食管癌术后病人需要的,应多食为好。至于鸽子汤、老鳖汤倒没有什么必需的营养成分,不喝也罢。

· Q:术后胃酸反流如何治疗和预防?

A:食管癌手术常以胃作为代食管器官,由于丧失了正常的胃食管抗反流机制,食管残端容易暴露于胃酸或胆汁反流的环境中,引起食管黏膜损伤,发生率大约有50%,长期的刺激会引起反流性食管炎,胃食管功能、吻合位置、重建器官路径、术后体位等都会对反流性食管炎产生影响。主要症状表现有烧心、咳嗽、喘息发作,尤其是当患者处于仰卧位时。目前常用的治疗方法有:①改变生活方式、体位和睡眠姿势卧位时抬高床头或垫高头肩,餐后保持直立体位或散步,避免体位反流,促进排空。②调整饮食结构和习惯,提倡少食多餐,细嚼慢咽,睡前勿进食,避免高脂性、刺激性饮食和酸性饮料,戒烟、戒酒。③药物治疗,包括使用 H_2 受体拮抗剂和质子泵抑制剂等抑酸剂,胃肠动力促进剂,胃黏膜保护剂等,如奥美拉唑、多潘立酮、硫碳酸铝片等。

· Q:是否所有食管癌患者术后都需要进行辅助治疗?

A:食管癌是全身疾病的概念已经被大家所接受,食管癌治疗模式已经转变为多学科综合治疗,包括外科手术、放疗、化疗、免疫治疗以及中医中药等。那么,是否所有食管癌患者手术切除后都需要进行化疗和/或放疗吗?答案是否定的。如果食管癌病灶没有侵犯食管肌层和外膜,没有脉管或淋巴结转移,我们称之为"早期食管癌",医学专业术语为"I期"食管癌,可以不进行术后的放、化疗,定期复查即可。另外对于年龄在75岁以上的老年食管癌患者手术后进行辅助化疗同样不能取得生存率的提高。因为老年患者身体各方面的机能均有不同程度的减退,不容易从化疗导致的骨髓抑制、胃肠道反应中恢复。

• Q:**为什么咳痰前要做雾化吸入**?

A:因在雾化液中加入了广谱抗生素和化痰药,既可以溶解稀释黏稠的痰液,使痰便于咳出,又能预防呼吸道感染。

• Q:**为什么手术后痰多,要尽早努力咳痰**?

A:由于手术麻醉时行气管插管和吸入麻醉药物,刺激咽喉部及呼吸道黏膜,使痰液分泌增加,所以术后要尽早排痰,否则痰液堵塞气管、支气管,封闭于肺泡内的气体逐渐被吸收,肺泡壁收缩,肺叶或肺段萎陷,发生肺不张,肺炎,严重者可造成低氧血症和继发肺脓肿和脓胸,影响术后的康复。有效的咳嗽,还能使膨胀的肺将胸腔积血、积液或积气及时从胸腔引流管排出,尽早拔除引流管,解除带管的痛苦。

• Q:**怎样减轻咳嗽引起的切口疼痛?并进行有效排痰**?

A:可由护士或家属两手置于病人切口处两侧固定胸壁,以减轻因振动引起的切口疼痛。可请护士协助或自行用手指按压天突穴(胸骨切迹窝气管环处),刺激气管引发反射性咳嗽。咳嗽时深吸气,闭嘴屏气两秒钟,使胸廓扩张,集中全力,用力咳嗽,气管、支气管内的大量气体冲出,带动痰液排出。切忌张口哈气似的轻咳,因为这种咳嗽只有呼吸道内的气流动,对于气体交换和带动痰液是无效的。

• Q:**咳嗽用力过大会不会将切口崩开**?

A:很多患者术后不敢用力咳嗽,主要是担心用力咳嗽会将切口震开。其实医生缝合切口采用逐层缝合的方法,保证切口对合具备足够的强度,是不可能因咳嗽而裂开的,临床上也从未发生过这种情况,不必担心。

・**Q:食管癌病人出现声音嘶哑为什么不能手术？**

A:声音嘶哑说明食管肿瘤或转移的淋巴结已侵犯喉返神经,已属食管癌晚期,手术彻底切除肿瘤的可能性小,达不到手术的目的,一般采取放疗的方法为宜。

・**Q:术后出现进食梗阻是肿瘤复发吗？**

A:术后早期(1～2 个月)出现进食受阻大部分是食管吻合口良性狭窄,采取扩张的方法即可解决。术后半年以上在原有进食正常的情况下逐步出现进食梗阻,应警惕肿瘤复发。一旦症状加重,应及时到医院胃镜检查、活检,排除肿瘤复发的可能。

四、食管癌的生物治疗和靶向治疗

(一)生物治疗

手术、放疗和化疗已成为食管癌等实体肿瘤的主要治疗模式,但这些治疗方法基本上都是着眼于直接杀伤肿瘤细胞,但事实上它们又很难彻底消灭所有的肿瘤细胞,而且又容易损伤正常组织细胞,特别是伤害在机体抗肿瘤防御中占有重要地位的免疫系统,尤其是细胞免疫。通常情况下,肿瘤与机体防御之间处于一种动态平衡状态,这种动态平衡一旦失调将会导致肿瘤细胞的增殖与播散。通过调整患者的防御机制至正常水平,就有可能控制肿瘤的生长甚至缩小或消退。肿瘤的生物治疗就是指应用现代生物技术及其生物产品(如核酸、蛋白质、多肽、多糖、小分子化合物、细胞或组织等),通过免疫、神经内分泌、基因表达、血管生成等环节调节机体自身和生物学反应,从而直接或间接抑制肿瘤或减轻治疗相关不良反应。生物治疗的特征表现为不仅通过基因重组获得大量生物制剂,而且其生物学效应包括免疫、神经和内分泌等整个调节系统。其作用机制包括:

①增强患者的防御机制效应,降低肿瘤所致的免疫抑制,以提高患者对肿瘤的免疫应答能力。

②给予天然的或基因重组的生物活性物质，以增强患者的防御机制。

③修饰肿瘤细胞诱导强烈的机体反应。

④促进肿瘤细胞的分化、成熟，使肿瘤正常化。

⑤减轻放疗和化疗的不良反应，增强患者的耐受力。

以免疫治疗为基础发展而来的生物治疗日益受到重视，并显示良好的应用前景，目前已成为肿瘤治疗的第四种模式。肿瘤生物治疗的范畴很广，但主要包括以下几个方面：细胞因子治疗、免疫细胞过继治疗、单克隆抗体治疗、肿瘤疫苗治疗、基因治疗、抗肿瘤血管生成治疗、内分泌治疗、细胞凋亡与诱导分化、组织与干细胞移植等。

目前临床上开展的肿瘤生物治疗绝大多数属于免疫治疗。肿瘤患者的免疫系统处于被抑制状态，生物治疗可以激活免疫细胞，达到杀灭肿瘤细胞的目的；同时机体内免疫细胞分布广泛，可以杀灭残存的肿瘤细胞；生物治疗的副作用轻微，可以提升患者的生活质量，而且，生物治疗可以提高机体的免疫和造血功能，对于增强放、化疗的耐受和治疗效果具有一定的作用。

当肿瘤生物治疗与手术、放、化疗进行联合治疗时，可以达到以下效果：

·可相对有效的清除手术、放化疗后残余的癌细胞及微小病灶，以达到一定的预防肿瘤复发和转移的作用。

·可部分增强放疗敏感性，减少放疗毒副作用；部分抵抗化疗药物的免疫抑制作用，增强对化疗药物的敏感性，提高化疗的效果。

·由于生物治疗具有免疫调节和体细胞修复作用，可使放、化疗副作用症状出现减轻或消失、精神状态和体力亦有明显恢复等现象，从而大大提升肿瘤患者的生存质量。

·对于失去手术机会或复发、转移的晚期肿瘤患者，能缓解其临床症状，使身体免疫系统得到部分恢复，部分患者可能会出现瘤体缩小或长期带瘤生存的治疗结果；而对于放、化疗无效的患者，或对化疗药物产生耐药性的患者,同样可以取得一定的疗效。

目前在肿瘤生物免疫治疗上,国际较为先进的是 DC、CIK 自体免疫细胞治疗技术。CIK 细胞(cytokine induced killer),即细胞因子诱导的杀伤细胞,它是将肿瘤患者的外周血淋巴细胞在体外与多种细胞因子共培养后所获得的异质细胞群。CIK 细胞具有增殖快速、杀癌力强、杀瘤谱广、对正常细胞无杀伤作用、对耐药肿瘤敏感、可调整人体的免疫状态、刺激骨髓造血等重要作用,是目前已知活性最高的非特异性杀伤免疫效应细胞。

树突状细胞(dendritic cell,DC)是体内功能最强大的专职抗原递呈细胞,也是唯一能激活幼稚 T 细胞的抗原递呈细胞,在免疫应答的诱导中具有独特地位。它最重要的作用是可摄取肿瘤抗原,提呈给 T 淋巴细胞,诱导、激活、增殖细胞毒性 T 淋巴细胞(CTL),从而介导强大的特异性抗肿瘤细胞免疫。

将 CIK 细胞和同源 DC 细胞共培养后即可获得 DC-CIK 细胞。它既可促进 DC 细胞的成熟,更能促进 CIK 的增殖,并加强其抗肿瘤活性。

DC 细胞是机体免疫应答的始动者,能够诱导持久有力的特异性抗肿瘤免疫反应;CIK 细胞可通过非特异性免疫杀伤作用清除肿瘤患者体内微小残余病灶,所以负载肿瘤抗原的 DC 与 CIK 的有机结合(即 DC-CIK 细胞)能产生特异性和非特异性的双重抗肿瘤效应,二者具有一定的互补作用,联合应用可取得"1+1>2"的治疗实效。

国内外的临床研究表明,上述疗法在消化道肿瘤(如食管癌、胃肠癌等)等实体肿瘤的综合治疗中发挥了重要作用。目前上述疗法已在全国多家三级医院得到开展,而且部分省市(如江苏)还进入了当地的医保。

临床常用于食管癌的免疫治疗药物有:香菇多糖、胸腺法新以及乌苯美司等。

（二）分子靶向治疗

从严格意义上讲,分子靶向治疗也是肿瘤生物治疗的一种。所谓"分子靶向治疗"，通俗地讲，就是有针对性的瞄准一个靶点，这个靶点可能是某种癌细胞，或者是针对癌细胞的某一个蛋白、某一个分子或某个信号通路进行治疗。有点类似于现代战争中的精准打击。这样可以实现多年以来的一个梦想：针对肿瘤细胞与正常细胞之间的差异，这种药物只攻击肿瘤细胞，对正常细胞影响非常小，所以说分子靶向治疗具有"稳、准、狠"的特点，而且临床的疗效好、副作用少。但实现分子靶向治疗需要两个前提：①必须对癌细胞发生、发展的确切机理有着明确的了解，只有这样才能发现可以实施打击的靶点。②需要有合适的药物即精确制导武器。

目前分子靶向治疗的确切疗效已经在部分消化道肿瘤（如结直肠癌和胃癌）、肺癌（非小细胞肺癌）、乳腺癌以及血流淋巴系统等恶性肿瘤中得到很好的验证，临床应用较多的靶向药物主要是表皮生长因子（EGFR）和血管内皮生长因子（VEGF）受体抑制剂，常用的有两类：单克隆抗体和小分子化合物。但在晚期食管癌的治疗中，目前靶向治疗还处于探索阶段。

有关食管癌靶向治疗的文献大多是欧美国家的，其研究也是腺癌和鳞癌混在一起一并研究的，所有研究都没有区分病理类型。事实上，食管癌可能因不同的发生部位、不同的病理类型、不同的临床分期，可能有不同的基因表达或突变，而这些不同的基因表达或突变与靶向治疗药物疗效之间的关系，目前还知之甚少。

食管癌的表皮生长因子受体（EGFR）表达率为30%～90%，食管鳞癌高于食管腺癌。目前针对EGFR的靶向药物有吉非替尼、厄洛替尼和西妥昔单抗等。有一项研究吉非替尼治疗化疗失败的晚期食管癌，有效率小于10%，治疗后平均生存时间约半年。另一项临床研究将厄洛替尼用于晚期食管癌的二线治疗，20例食管癌患者（约1/3为鳞癌），每天服用厄洛替尼150 mg，结果显示肿瘤控制率可以达到55%。总体而言，吉非替尼和厄洛替尼等小分子的酪氨酸激酶抑制剂对食管癌的疗效一般，有时仅仅表现为近期疗效上的提高,而生存获益不太明显。但也有文献证实,如患者有 EGFR 的 19、21 位点突变或扩增的可有非常好的临床疗效。

有研究报道,如在常用化疗方案的基础上加用西妥昔单抗来治疗晚期食管癌。总的有效率可达 70%,中位生存时间 9.5~17.0 个月。加靶向联合治疗后的副反应主要与西妥昔单抗及各个化疗方案所表现的毒副作用相一致。总体来说,联合化疗方案的基础上加上西妥昔单抗,近期疗效和生存获益均有所提高,但仍需更多的临床研究证实。

Her-2 在肿瘤中的过表达与其侵袭性、淋巴结转移和不良预后明显相关。Her-2 阳性的乳腺癌患者用曲妥珠单抗(赫赛汀)治疗可取得非常好的临床疗效,目前可用于乳腺癌的术前、术后辅助治疗以及晚期姑息治疗。ToGA 研究就是针对胃腺癌及贲门腺癌中 Her-2 阳性患者,用曲妥珠单抗加用氟脲嘧啶和顺铂化疗方案治疗晚期胃癌及贲门癌的 III 期临床研究,总共入组近 600 例 Her-2 高表达的患者,结果显示,加用曲妥珠单抗的患者的总生存明显高于对照组。但遗憾的是,ToGA 研究中病例均为腺癌,而且没有食管鳞癌患者入组。因此,虽然 Her-2 在食管鳞癌中过表达率较食管腺癌为高,但关于曲妥珠单抗在食管鳞癌中应用的资料却极少。

尼妥珠单抗(Nimotuzumab,泰欣生)是全球第一个以 EGFR 为靶点的人源化单抗药物,也是我国正式上市的第一个人源化单克隆抗体药物。目前在国内的适应证是与放疗联合用于治疗表皮生长因子受体(EGFR)阳性表达的 III/IV 期鼻咽癌。与化疗联合用于晚期食管癌的临床研究正在进行当中,目前已有一些 II 期临床研究报道。有国内学者报道尼妥珠单抗联合化疗用于晚期食管鳞癌的治疗取得非常好的近期疗效。具体用法:尼妥珠单抗 400 mg,第 1 周,200 mg,第 2~8 周;加用常规氟尿嘧啶和顺铂化疗,有效率达到 42.1%,稳定率也接近 70%。

五、食管癌的中医药治疗

中医内科有"风、劳、臌、膈"四大难治之症，食管癌属于其中之一"噎膈"。噎即噎塞，指吞咽之时哽噎不顺；膈为格拒，指饮食不下，或食入即吐。古人"因噎废食"的成语就是对此恰当的表述。我国是食管癌高发区，在消化系统肿瘤中，食管癌居恶性肿瘤发病率和死亡率的第二位，仅次于胃癌。虽然，现代医学对食管癌的治疗有一定的进步，但不论是手术、放疗、还是化疗、靶向治疗及生物治疗都有明显的局限性，在肿瘤的综合治疗中中医药仍占有相当的位置。中医古代文献对食管癌已有较全面的认识，无论是对病因病机还是治疗预后都有较深刻的阐述，这对于目前食管癌的治疗和研究具有重要参考价值。

（一）中医是这样认识食管癌的

1. 中医对食管癌病名及症状的认识

中医古典医籍中没有"食管癌"病名，与食管癌症状相似的中医病名有"噎"、"噎食"、"噎塞"、"膈"、"膈塞"、"膈气"、"噎膈"等。早在《山海经·五藏山经·中次七经》就有"噎"病的记载，"噎"病即"噎"病。现代中医教科书使用的"噎膈"病名，最早见于《济生方》。对于噎和膈亦有明确的区别：噎者，咽喉噎塞不通，饮易入，食难入也；膈者，胃口隔截而不受，饮食暂下，少顷复吐也。噎病位于食管的上段，症状为饮食难入；膈病位于食管的下段或者位于贲门，症状为食虽可入，难尽入胃，少顷复吐。但两者都属于从咽到贲门有隔阻症状的病变，因此后世医家将其合称为噎膈。

2. 中医对食管癌病因的认识

（1）忧思郁怒 情志失调可致食管癌，早在《黄帝内经》中就有记载："隔塞闭绝，上下不通，则暴忧之病也"。宋代陈无择《三因极一病证方论·卷八》亦说："喜怒不常，忧思过度，恐虑无时，郁而生涎，涎与气搏，升而不降，逆害饮食，与五膈同，但此三咽隘，故名五噎"。说明了情绪的失控，忧思郁怒可导致人们机体气机郁滞，气滞则津停生痰，交阻于食道，妨碍饮食，发生食管癌。

（2）饮食酒伤　饮食不当，伤及食管和脾胃，导致脾胃功能失常，生湿化痰，阻结食道，发为食管癌。《医学统旨》说："酒、面、炙、粘、滑难化之物滞于中宫，损伤脾胃，渐成痞满吞酸，甚则为噎膈反胃。"嗜饮热酒也可致食管受伤，耗损人体津液，而致食管干涩，噎膈不通。《医碥》说："好热饮者，多患膈症。"

（3）正气虚弱　中医发现食管癌"少年少见此症，而惟中年耗伤者多有之。""年四十，阴气自半"，老年人多体衰气弱，易发噎膈。中医认为"邪之所凑，其气必虚"。正气虚弱，机体抵抗力较差，邪气容易侵犯人体。同时，正气虚弱，机体气化无力，多致津血停滞，化生内邪，变生百病。

（4）他病转化　某些疾病如食管息肉、反流性食管炎等，经久不愈，可以导致食管癌的发生。对此，清代名医李用粹已经观察到："吞酸小疾也，然可暂不可久，或以疾小或忽之，此不知其噎膈、反胃之渐也。"说明小病（如吞酸）日久，可导致机体内环境发生改变，发生食管癌。

3. 中医对食管癌病机的认识

中医认为正气不足、脏腑阴阳失调是本病的主要病理基础，而内伤饮食、情志不遂、吸烟饮酒等是形成本病的常见诱因。嗜酒无度，过食肥甘，恣食辛辣，或能助湿生热，酿成痰浊，阻于食管；或使津伤血燥，食管干涩，失于濡润，均可引起咽下噎塞而成噎膈。情志不畅，忧思则伤脾，脾失健运，聚湿成痰，痰气相搏，阻于食管；或恼怒伤肝，肝气郁结，气滞则血瘀，瘀血阻于食管；或年老肾虚，纵欲太甚，真阴亏损，阴虚液竭，食管干涩；肾气虚失于温煦，伤及脾胃，运化失常，痰瘀互结，阻于食管而成噎膈。因此，食管癌是因虚致实，虚实夹杂，本虚标实为病。本虚指津枯血燥；邪实指气滞、痰凝、血瘀。病位在食管，病变涉及于胃，与肝脾肾关系密切。

（二）中医如何治疗食管癌

中医认为食管癌多属于本虚标实之证,其肾亏、脾虚、津亏液竭为病之本;气郁、痰阻、血瘀为病之标。"治病必求于本",治疗食管癌,补肾、健脾,调理脏腑功能,均为治本;化痰、理气、治血瘀、解除梗阻等,皆为治标。对于食管癌标本错综复杂的病理特点,治疗时要标本兼治。尤其是当食管癌晚期出现严重梗阻、进食困难、疼痛、呕吐、二便不通等严重威胁患者生命的合并症时,又应遵循"急则治其标,缓则治其本"的原则,迅速控制合并症,然后再缓图治本。

1. 中医常用治疗方法述要

（1）扶正培本法　能提高机体细胞免疫和体液免疫,改善骨髓造血功能,调整机体内分泌代谢和物质代谢,减轻放、化疗的毒副反应,有些方药同时具有抑瘤、控制癌细胞浸润转移作用。

①补肾培本:中医认为食管癌的发病机制是多种因素综合作用的结果,其中内在因素与肾虚关系较为密切。肾主生长、发育,人体的生长、发育、衰老均由肾气的盛衰所决定,而肿瘤正是一种异常的生长。所以,从"肾"对人体生长发育的调节平衡机制入手探讨食管癌的发病环节是有重要意义的。常用补肾药有熟地黄、何首乌、沙苑子、沙参、枸杞子、女贞子、肉苁蓉等,常用方有六味地黄丸、麦味地黄丸、左归丸、右归丸等。对于有阳虚表现的,可以阴阳双补,多用巴戟天、淫羊藿、补骨脂等与滋阴补肾药熟地黄、山茱萸、山药等并用,并适当平衡补阴药与温阳药的比例。

②健脾和胃:中医认为食管癌患者进食困难,水谷不入,气血生化乏源,加之癌瘤毒素的作用、抗肿瘤治疗、遣药不当都可能进一步损伤脾胃功能。若病程日久,胃气一绝,则诸药罔效,势必不救,即所谓"有胃气则生,无胃气则死"。临床用药应振奋中土,清润和降,时时顾护胃气。常用药物如薏苡仁、茯苓、黄芪、白术、山药、石斛、黄精、麦芽、芡实、香菇等,常用方有参苓白

术散、香砂六君子丸、资生汤等。食管癌患者有便秘症状者,遵"腑以通为补"之义,运用通腑法可减轻症状。

（2）清热解毒法 中医认为癌毒是形成食管癌的特异病因,癌毒与瘀血、痰湿等均为内生之邪,它既是病理产物,同时又是致病因素。正常机体存在抗癌力,可以抑制癌毒不至于发生癌症,抗癌力的强弱是食管癌是否发生的决定因素。当抗癌力下降,不能抑制癌毒时就会发生癌症,抗癌力虚是食管癌发生的内在条件。临床常用抗癌解毒药物,包括以毒攻毒类药物（如蜈蚣、守宫、干蟾皮、生半夏、生胆南星、急性子等）和清热解毒类药物（如半枝莲、白花蛇舌草、山豆根、冬凌草、龙葵等）。能直接或间接地抑制癌细胞,它不等同于西医的抗菌退热功效。清热解毒在祛除癌毒的同时,还起到保护人体正气的作用。

（3）涤痰化瘀法 主要能改善机体微循环,增加血管通透性,改善血液高凝状态并有一定的消炎和免疫作用。除积消瘤,化痰软坚,能抑制肿块的生长和转移,抑制癌细胞中黏附分子的表达,配合放、化疗,有增效作用。涤痰化瘀法是中晚期食管癌的主要治法,通过涤痰散结,将停留在食管的肿块消散,使呕吐痰涎、咽中梗阻诸症得除。化痰可以消散局部肿块,从而改善因肿块引起的症状。

①疏肝理气:食管癌发病多存在气机郁结的因素。如情志抑郁,肝失疏泄,侮脾犯胃,脾失健运,津液失布,聚生痰浊,痰气交阻,阻于食管就可发为噎膈。食管癌患者出现吞咽不利、下咽困难等症状时,多出现恐惧、焦虑心理,会进一步加重肝气郁结,形成恶性循环。临床常用瓜蒌薤白汤、左金丸、旋覆代赭汤等疏肝理气。常用瓜蒌、香橼理气宽胸、行气散结,郁金、砂仁、枳壳理气以开郁。除药物治疗外,尚需重视对患者进行心理疏导,使患者树立治疗信心,以积极的情绪应对疾病,并最终战胜疾病。

②活血化瘀:食管癌常伴有以下瘀血表现者:食管肿物经久不消,坚硬

如石,或凹凸不平;唇舌青紫,或舌体、舌边及舌下有青紫斑点;皮肤暗黑、粗糙,肌肤甲错;局部疼痛,痛有定处,日轻夜重;脉涩滞,均可应用活血化瘀法治疗,能达到止痛祛瘀、消除癌肿、恢复正常气血运行的作用。临床常用大黄、石见穿、桃仁、红花、蒲黄、五灵脂、穿山甲、威灵仙等以活血化瘀通络。现代实验研究显示,活血化瘀方药具有直接抑杀肿瘤细胞、促纤溶、消除微循环障碍、抗转移等作用;某些活血中药,如莪术、川芎、牡丹皮等可逆转癌细胞的多药耐药,增强放、化疗效果。

③消痰散结:中医认为"癌瘤者,非阴阳正气所结肿,乃五脏瘀血浊气痰滞而成。""自气成积,自积成痰,痰挟瘀血,遂成窠囊。"等均表明肿瘤的发生与"痰"密切相关。痰在肿瘤的生成和发展过程中起关键作用。中医认为"痰"乃因体内津液输布失常,水湿凝聚而成,具有皮里膜外,全身上下,无处不到的特点,怪病皆为痰生。临床常用二陈汤、三子养亲汤、涤痰汤等消痰软坚,散结消肿。常用药物有:陈皮、半夏、南星、瓜蒌皮、枳实、急性子、山慈姑、泽漆、威灵仙。临床应用发现消痰散结不仅可以阻止肿瘤的发展,减少肿瘤的复发、转移,还可以明显改善患者的生存质量,延长患者生存期。

2. 辨证论治为主,临床常分为以下四种证型治疗

(1) 痰气互结型

症状:食入不畅,吞咽困难,胸膈痞闷,常伴嗳气和隐痛,情志舒畅症状可稍减轻,舌苔白腻,脉弦滑。

治法:开郁降气、化痰散结。

选方:旋覆代赭汤合利膈化痰丸(《丹溪心法》)加减。

药用:旋覆花、代赭石、胆南星、川贝母、制半夏、天竺黄、瓜蒌、香附、泽漆、蛇莓、橘皮、急性子、茯苓、柴胡等。

(2) 痰瘀互结型

症状:吞咽困难,胸膈疼痛,痛有定处,饮食难进,甚至食入即吐,面色晦滞,肌肤枯燥,大便秘结,甚则坚如羊屎,小便黄赤,舌质暗红,有瘀斑,苔白滑或黄腻,脉细涩。

治法:祛痰散结、化痰解毒。

选方:启膈散合桃红饮(《类证治裁》)及利膈化痰丸加减。

药用:桃仁、丹参、川贝、郁金、天龙、三棱、莪术、水红花子、泽漆、仙鹤草、威灵仙、胆南星、山慈姑、急性子、瓦楞子等。

(3) 热毒伤阴型

症状:吞咽不利,形体消瘦,五心烦热,口干咽燥,大便干,小便黄,舌质暗红,苔薄黄,脉细数。

治法:清热解毒,扶正养阴。

选方:沙参麦冬汤合通幽汤加减。

药用:北沙参、太子参、麦门冬、玉竹、天花粉、生地黄、当归、天龙、红花、夏枯草、玄参、石见穿、白花蛇舌草、威灵仙、蛇莓等。

(4) 气虚阳微型

症状:吞咽困难,饮食不下,神衰少气,面色㿠白,形寒肢冷,面浮足肿,泛吐痰沫,溲清便溏,舌淡苔水白,脉弱。

治法:益气养血、温阳开结。

选方:附子理中汤合人参养荣汤加减。

药用:党参、白术、黄芪、茯苓、甘草、当归、熟地黄、白芍、干姜、附片、补骨脂、益智仁等。

3. 中医与现代医学配合运用概述

(1) 用于术后恢复 食管癌术后胃肠功能紊乱较为常见,临床以脘腹痞满、嗳气、反酸、呕吐等为主要临床表现。中医认为其病机为手术后正气受损,气滞血瘀,致气血升降失调,清气不升,浊气不降,浊气上扰于胃。其病位在脾胃,以脾胃虚弱、升降失司为主要病理基础。所以治疗以调节脾胃气机为主。脾主运化,脾气将津液营卫之气运行周身,为身体利用,若脾气虚弱则脾津不布积而为痰,故而治疗时应该同时注重化痰。食管癌术后患者,又多表现为饥不欲食、消瘦乏力、口干、舌红少苔、脉细等胃阴不足之象,故而在治疗时候应该补益脾胃、化痰、生津复法并进。用参苓白术散或香砂六君丸合益胃汤或生脉饮治疗此类疾患效果明显,长期服药无毒副反应,有利于患者整体功能的调节和恢复,达到了提高患者生存质量的目的。

（2）与化疗合用 食管癌术后辅助化疗能有效地提高患者的存活率,但化疗药物常有消化道反应及骨髓抑制等毒副反应,杀伤肿瘤细胞的同时也杀伤人体的正常免疫细胞,使术后的免疫功能更加低下,所以减少化疗的毒副作用,增加人体的免疫功能,在化疗过程中显得十分必要。临床用参苓白术散合启膈散来配合化疗,能滋阴润燥而清肺胃,可以改善食管癌晚期患者的津亏症;补其中气,渗其湿浊,行其气滞,恢复脾胃受纳与健运之职,促进胃肠正常消化吸收,提高机体免疫功能。配合化疗确能有效地减轻化疗引起的恶心呕吐、纳差腹胀等消化道反应,增加患者的体重,减轻骨髓抑制,提高食管癌化疗患者的生存质量,使相当一部分患者可长期带瘤生存。

（3）与放疗合用 放射治疗是食管癌非手术治疗的主要手段,虽然提高剂量可提高局部控制率,但随着剂量提高,放疗的不良反应相应增加,不仅影响患者生活质量、治疗的连贯性,严重时甚至危及患者生命。食管癌放疗最常见的不良反应为放射性食管炎,通常在食管癌放射治疗2～3周后开始出现,其机制是放射损害了迅速增殖的黏膜上皮生发层细胞所致。临床主要表现为进食疼痛、胸骨后疼痛或烧灼感进食障碍等,是影响患者进食、体质量减轻、生活质量下降和需要静脉营养支持的主要原因。此外,放射性肺损伤限制了肿瘤的放疗总剂量,从而使放射治疗肿瘤的疗效下降。

中医认为放射线作为一种热毒之邪，能伤阴耗气。阴液亏虚，热毒内扰，从而导致一系列症状。临床研究发现，在放疗前开始服用益气活血化痰及清热解毒、养阴生津方药，放射性食管炎的发生率及病变程度低于单纯放疗组，生活质量也高于单纯放疗组，使患者的放疗依从性增高。益气养阴、清热解毒中药能补气养阴、生津润肺，凉血、补血、活血，改善微循环，减轻水肿；和胃降逆，化痰止咳、清肃肺气。合理配伍可以使祛邪扶正两顾，补虚而不恋邪，邪去正亦复，达到标本兼治之目的。

4. 手术、放、化疗后并发症的治疗

（1）胸痛 术后或放疗后，胸胁疼痛，隐痛，刺痛，或痛如刀割针刺，或板滞不适，咳引胸痛，固定不移，舌质淡暗，有瘀点或瘀斑，苔白腻，脉细涩。治宜消痰通络，活血祛瘀。方取香附旋复花汤合血府逐瘀汤。

香附 10 g	旋复花 10 g	紫苏子 15 g	陈皮 6 g
姜半夏 12 g	茯苓 12 g	薏苡仁 30 g	降香 6 g
赤芍 12 g	当归 12 g	桃仁 10 g	枳壳 10 g
柴胡 6 g	川芎 10 g	桔梗 6 g	郁金 10 g
瓜蒌皮 15 g	炙甘草 6 g		

（2）泛酸 术后、放化疗后，胃中有烧灼感，嘈杂，泛吐酸水，反复发作，兼见胸胁不舒，口苦咽干，心烦易怒。舌苔薄黄，脉弦数。治宜清肝理气，和胃降逆。方选左金丸合柴胡疏肝散。

黄连 4 g	吴茱萸 3 g	柴胡 6 g	赤芍 12 g
香附 10 g	枳壳 10 g	陈皮 6 g	瓦楞子 30 g
浙贝母 15 g	乌贼骨 20 g	姜半夏 12 g	炙甘草 6 g

（3）声音嘶哑 术后、放疗后，咽痛声哑，或逐渐加重，咽干或喉痒痰黏，舌质红或紫苔薄或少苔，脉细数或弦数。治宜会厌逐瘀汤合百合固金汤。

桃仁 10 g	红花 6 g	甘草 6 g	桔梗 6 g
生地黄 12 g	当归 10 g	玄参 15 g	柴胡 6 g
枳壳 10 g	赤芍 12 g	麦冬 12 g	百合 20 g
络石藤 15 g	浙贝母 15 g		

（三）食管癌的中医治疗与饮食宜忌

有关调查显示，约有 40%～80% 的肿瘤患者伴有程度不同的营养不良，影响患者治疗、预后。中医学很早就提出了"饮食有节，食之有防，反能有害"的论述，认识到饮食与疾病存在一定的关系。由于癌症本身为消耗性疾病，手术及放、化疗等抗癌治疗，更易损伤患者正气，出现脾胃功能受损，严重影响营养的吸收与利用，故营养调理对肿瘤患者的康复有极为重要的作用。

饮食康复是癌症患者治疗中不可缺少的，中医在这方面亦有独到之处。中医认为养生中脾胃为先，胃气的盛衰，与生命之攸关，脾胃无损，诸可无虑，"胃气败，诸药难施"。《素问·六节藏象》中提出："天食人以五气，地食人以五味……"，"五味入口，藏于胃肠，味有所藏，以养五气，气和而生，津液相成，神乃自生。"人的生命全赖于天地间五气、五味的供养（五气乃自然之大气，五味则存在于自然食物中）。癌症患者经过多种方法的治疗后，脾胃功能均会受到一定损伤，所以，在饮食方面应以易消化、富有营养、清淡的食物为宜。《内经》云："味厚为阴，薄为阳，厚则泄，薄则通，补之太过，亦有所伤。"为了保护癌症患者的胃肠功能，在饮食方面忌食过多辛辣、生冷、油煎炸食品，烟酒适度或戒。《随息居饮食谱》曰："粳米为甘，宜煮粥食，粥为世间第一补人之物"。当然，对癌症患者，一是手术、放、化疗对机体的损伤较重，正气亏虚，二是癌症本身也消耗人之正气，故饮食中的蛋白质和热量应比其他疾病患者高出 20% 以上，应多食肉类、鱼虾、奶、蛋等高蛋白食品。任何滋补品都不如食补的效果好，应尽可能通过自身摄取各种机体必需的物质。《内经》指出："毒药攻邪，五谷为养，五果为助，五畜为益，五菜为充，气味合而吸之,补益精气。"

从中西医结合的观点看,有的食品既是食物又是药。与防治癌症有关的食物如:灵芝、香菇、蘑菇、黑木耳、枸杞子、薏仁米等含有多糖类物质,可提高免疫功能,并有抑制肿瘤生长的作用;胡萝卜、卷心菜、莴笋、白菜、蕨菜、大枣、桂圆肉、莲子肉等含有人体必需的各种营养成分及维生素和微量元素,这些维生素和微量元素是酶代谢过程中所必需的物质,可提高网状系统及白细胞的吞噬功能,提高机体的抗病能力;还有大蒜、洋葱、芦笋等,所含的挥发油有抑制和阻断硝酸盐转变为致癌物质亚硝胺的作用。癌症患者的饮食康复治疗不应千篇一律,要根据个体差异及机体阴、阳偏盛偏衰,辨证配膳。《金匮要略》中说:"所食之味,有与实为宜,有与病为害。若宜则益体,害则成疾"。阳虚者应食偏热食品如桂圆、荔枝、柿子、牛肉、狗肉等,阴虚内热者应食百合、银耳、海参等。

1. 食管癌不同治疗时期的营养调理

食管癌的治疗,以手术、放、化疗为主要手段,但在治疗期间,尤其在放、化疗期间,往往容易出现不同程度的毒副反应,如乏力、纳差、恶心呕吐、骨髓抑制等。一些研究针对肿瘤患者不同治疗时期的营养和饮食进行分析,并根据其治疗方法及相关的毒副反应,制定适当的食疗配合,从而减轻治疗过程中的不良反应。

手术切除是食管癌治疗的常用措施之一。手术前给患者良好的饮食,使患者有较好的体质以保证手术的顺利进行,是促进患者康复的重要条件。手术后的患者气血亏虚,可多吃山药、红枣、桂圆、核桃、莲子、河鱼、蛋类、奶类等食品,以补气养血促进恢复。

放疗也是食管癌治疗的常用措施。放疗期间,由于接受放射线照射,可出现红斑、瘙痒、黏膜溃疡或放射性炎症等"放射副反应",常由于热毒伤阴所致,因此应补充清热养阴生津之品,如芽根汁、荸荠汁、梨汁、芦笋、鸭肉等以增加维生素和矿物质的摄入,多饮绿茶,而忌香燥、烩炙、烟酒等刺激物。

化疗后的患者常引起消化道的不适,并出现食欲不振、恶心、呕吐、腹泻、骨髓抑制等表现。食欲不振者需指导患者经常变化烹调方式,注意色香味的调配,以增加患者的食欲,食物以炖、蒸为主,少食甜、腻、辣、油炸食品;恶心、呕吐者需进食宜消化、清淡、刺激小的食物,少食含 5-羟色胺丰富的食物如香蕉、核桃、茄子等,可适当多吃豌豆、栗子、乌贼等色氨酸较少的食物,同时忌烟酒、避免强烈气味的刺激;口腔溃疡者需给予无刺激性的高维生素半流软食或软食,并及时补充复合维生素 B 族,忌食辛辣、过热、粗糙等刺激溃疡面的食物;腹泻者应指导患者少食多餐,避免高纤维素食物,严重者需清淡饮食,多喝水,适当补充含钾高的食物如橙、土豆等,避免食用牛奶及乳制品,以免加重腹泻;便秘者可多食用富含维生素 A、维生素 C、维生素 E 的新鲜蔬菜和水果,以及含粗纤维的糙米、豆类等食物,多喝水或果汁,禁食辣椒、姜、酒等刺激性食物;骨髓抑制患者为防止和减轻骨髓抑制引起的红细胞、白细胞、血小板及血红蛋白等的下降,应食用猪肉、鸭肉、鱼肉及红枣、花生等食物。

健康的饮食不仅能从根源上减少癌症的发生,增强机体抵抗癌症的能力,促进受癌症影响的身体组织的康复,还能提高肿瘤患者对放化疗的耐受能力,减轻其毒副反应,从而提高患者的生存机会。因此健康的饮食对肿瘤患者显得非常重要,它帮助患者树立起战胜病魔的勇气和信心,改变"癌症等于死亡"的旧观念,更加积极地接受各种抗肿瘤治疗。

2. 中医饮食"禁忌"与"发物"

所谓发物,是指易诱发某些疾病或加重疾病的食物,主要包括肉类的虾、螃蟹、羊肉、狗肉、猪头肉、鹅等,以及蔬菜中的韭菜、茴香、竹笋、茄子等。中医古籍对发物有大量记述,如汉代《金匮要略·禽兽鱼虫禁忌并治》中载:"所食之味,有与病相宜,有与身为害,若得宜则补体,害则成疾。"《三元参赞延寿书》说：虾"能发诸疮。"《本草纲目》曰："羊肉大热，热病及天行病，疟疾后，食之必发热致危。"《随息居饮食谱》曰："鹅，动风发疮。"《本草拾遗》曰："诸笋皆发冷血及气。"《开宝本草》载：茄子"凡久冷人不可多食，损人动气，发疮及痼疾。"临床所见，发物致病类似于现代医学所指的变态反应性疾病，即食用食物后过敏进而诱发或加重哮喘、荨麻疹或疮疡肿毒等疾病。由于个体差异所决定，食物因人而异都可成为发物。

发物也是食物，适量食用对大多数人不会产生副作用或引起不适，只是会使某些特殊体质、某些疾病患者发病。肿瘤患者提倡适当戒口，但不能在缺乏实验依据及临床验证的前提下扩大"发物"的范围。从营养学的角度看，鹅、猪蹄、鱼、鸡蛋等被民间定性为"发物"的食物大多富含蛋白质和维生素，是能够增加营养物质的最佳食物，对疾病有益。《张氏医通》及《本草逢原》已有用鹅血治噎膈（部分相当于食管癌或胃癌）的记载。又如猪头以猪皮为主，猪皮中富含的胶原蛋白为肿瘤患者提供丰富的营养；而鱼类、鸡蛋提供人体所需又易于吸收的优质蛋白。

3. 食管癌的中医"辨证施食"

中医学认为，人体为阴阳的统一体，人体的病理变化是一个阴阳、表里、寒热、虚实的相互转化过程。天地运生万物，因其所生的地域、季节，所禀刚柔不同，而有其寒、热、温、凉的四气差异，以及酸、苦、甘、辛、咸的五味差别。食物和药物一样，具有四气五味，食疗的运用，也应"辨证施食"，得其性味之所宜者，方能发挥中医食疗保健作用。如对于热毒患者，宜用清热凉润之品；虚寒病者则多用甘温补益食物；痰湿病者多用健运脾胃、化痰祛湿食物。饮食还当适应气候寒温，如春夏可以用较温和温暖的食物升发阳气，秋冬则可适当进补养脏腑，长夏暑热，脾胃为湿邪所困，宜食味淡气清之品。

一般而言，食物性味与病情相同者应予禁忌，宜进有利于疾病康复之品。如患者症见热象，就不应食用桂圆、荔枝、红参、羊肉、狗肉等温热性食物,而应给予有清热解毒作用的蔬菜食品,如马齿苋、荠菜、芦根、芦笋、黄瓜、丝瓜等;若患者并发腹胀、腹水时,宜多食淡渗利尿的食物,如绿豆、西瓜、冬瓜、米仁、淮山药等,忌壅气类食物如芋艿、番薯、栗子之类;若患者毒深热甚、口渴烦躁、发热不退、大便干结,此时宜多吃水果如西瓜、白梨、米粥以及一些清凉健胃,消渴除烦的食物,切忌过食香燥、辛辣、油腻之物。

　　肿瘤患者的饮食治疗提倡顺应时节,辨证施食,宜用新鲜营养的食物,食谱不宜太过简单,搭配上营养成分要均衡,必须有多种蛋白质以满足机体对主要氨基酸的需要,还应考虑到患者的喜好、就餐环境及食物的色香味。切勿扩大"发物"的范围。在食疗药物的运用上,当以不影响病人正常进食为前提,切勿让食疗药物喧宾夺主,影响正常营养物质的摄入。

　　（四）精神因素在食管癌中的作用

　　1. 食管癌的情志致病

　　古代医学著作中,很多记载有精神调病（心理治疗）,如《外科正宗》中记有"郁怒伤肝,思虑伤脾,忧思郁结,所愿不随,脾气受阻,肝气横逆,致使经络淤阻,积聚成块……",过喜伤心,耗气伤血,致使心悸、气短等等。又如食管癌患者,常常有暴怒暴忧、七情所伤的经历,中医认为气滞、气郁、气结则生痰,痰气博结,阻于食道,日久发病。有关统计资料显示,食管癌患者中有抑郁、急躁、暴怒史者占56.5%～69%;患病以前有过强烈的精神刺激和有过重大的不幸者占52.4%。中医《养心延命录》中讲:"静者寿,躁者夭。"惊恐不安、悲观失望等可引起高级神经活动、内分泌和免疫功能等多方面的失调,导致预防癌症的能力下降,病情可以急转直下,迅速恶化。所以,中医历来十分重视心理康复。

　　心理因素在肿瘤的发生、发展及转归中起着重要的作用。在中医医籍中,精神致病的论述较多,认为人的喜怒哀乐、七情六欲无时不在活动和变化之中,正诱导和负诱导都可能造成心理损伤。心理因素对疾病的发生是一种"促进剂"，又是一种"诱生剂"。具备良好的心理素质，是防范疾病发生的基本条件之一。但是我们不是生活在真空中，凡有人群的地方就会有矛盾发生，人就会有喜、怒、忧、思、悲、恐、惊的七情变化；有了七情的变化就可能导致疾病的发生，因而，癌症患者需要心理康复。人的情绪及心理状态，影响着疾病的转归。如果一个人长期处于孤僻、急躁、易怒、抑郁等不良的精神状态，机体的免疫功能会下降或受到抑制，一旦有致病因素或致癌因素就可引起疾病或癌症的发生，而疾病或癌症又可反过来影响人的心理和精神状态，形成恶性循环。

2. 中医心理康复的指导思想

中医认为："百病皆生于气"（这里的"气"指自然之中的大气及人体中的各种气），身心统一，治神为先。在这一思想指导下，首先应该了解和理解患者患病之后的各种心理变化，医生、亲属及亲友应向患者介绍如何治疗癌症和怎样康复，使患者解除或减轻郁闷的心情，达到疏肝理气的治疗目的，并使患者树立起信心，与医生密切配合以取得最佳康复效果。

3. 适度调整七情

七情（喜、怒、忧、思、悲、恐、惊）太过或不及都会导致疾病的发生。由于癌症属于难治性疾病（难治不等于不治），不易早期发现，一旦出现症状后，往往已到中期甚至晚期，给患者及家属造成极大的打击，因此，患者会产生恐惧心理。此时，医生和家属应给予患者多方面的开导，寻求一些解脱困境的办法，让患者走出心理障碍的阴影。中国古代医家孙思邈认为，"世人欲识卫生道，喜乐有常，真怒少"，即在任何情况下，常喜乐，节制悲怒，避免气机紊乱，维持脏腑气血的正常运行。中医说的"阴平阳秘，精神乃至"，即阴阳平衡，也是这个道理。对性格开朗的患者，可以把病情及治疗方法等都如实告之，以求得患者在治疗上与医生配合。《灵枢师传》中说："告之以其败，语之以其善，导之以其便，开之以其苦，虽有无道之人，恶有可不听乎"，其意思是,话不说不明,理不讲不通,语言是心理治疗的工具,作为医生应善于运用语言工具,解除患者的疑虑,使其处于一种良好的心理状态,从而增强战胜疾病的信心,积极配合治疗。

(五) 食管癌治疗的单方、验方、膏方

鹅血 中医古籍中多处记载有鹅血治疗噎膈,《续名医类案》载:"血膈症,饮生鹅血,当吐血块而愈。"现代医学研究发现鹅血中含较高浓度的免疫球蛋白具有抗癌作用。食管癌患者可热饮新鲜鹅血 10 ml,每日 1 次,2 周为 1 个疗程。

青果乌龙茶 食管癌患者平时予青果 10 g,乌龙茶 15 g 泡水代茶饮,可起到生津利咽、解毒抗癌的功效。

猕猴桃汁 食管癌患者出现吞咽困难,可将新鲜猕猴桃榨汁,兑入蜂蜜,加冷开水混合,早晚 2 次分服,有清热解毒滋补抗癌功效。

经验方贞芪汤 女贞子 15 g,黄芪 15 g,白术 15 g,炒枳壳 15 g,怀山药 15 g,灵芝 15 g,百合 15 g,石斛 15 g 组成。具有扶正气、抑肿瘤,以改善症状,减轻痛苦,让癌症患者与癌"和平共处",从而达到延长寿命、提高生存质量的目的。

经验方虎七散 由壁虎、三七两味配制而成,取壁虎 70 条焙干研面,加三七粉 50 g 拌匀,空腹每次服 3～4 g,每日 2 次,黄酒或开水送下,以解毒抗癌。

五米粥 高粱米(或黑米)、薏仁米、莲子肉、芡实米、生山药等份共为细末,加大枣煮粥,每次 30～50 g 加大枣 5 枚,每日 1～2 次,可长期服用,待大便调好后可加黑芝麻继续服用,喜欢甜食者可加少量白糖调味。功效及应用:健脾补肾,用于脾肾阳虚、泻泄、乏力、气短、眠差、多梦等阳虚的患者。

四仁鸡子汤 白果仁、甜杏仁、核桃仁、花生仁等量共为细末。功效及应用:健脾益肾,用于干咳无痰、大便秘结的患者。用法:每次 20 g 加水一碗,煮熟后打入鸡蛋 1 个,加冰糖适量,每晨服 1 次。

人参莲肉汤　白人参 10 g(花旗参 6 g),莲子肉 20 g,冰糖 10 g,将人参、莲子肉置碗内,加凉开水适量浸泡,然后加入冰糖,放在蒸锅内,隔水蒸炖。功效及应用:补气健脾,用于病后虚弱、食少乏力、自汗、泄泻的患者。用法:喝汤,吃莲子肉和人参。

木耳蒸红枣　黑木耳(或白木耳)15 g,大枣 15 个,冰糖适量,将木耳、枣洗净,放入小碗中,加冰糖,水适量,放蒸锅中蒸 60 分钟,供食;有补血功用,用于阴血亏虚、面色苍白、体倦乏力、贫血等症。

桂圆参蜜膏　桂圆肉 120 g,西洋参 120 g,沙参 60 g,先以适量水浸泡发透后加热煎煮,共煮 3 次,每次 20 分钟,文火浓缩,煮成膏加蜜 1 倍,再煮沸放凉装瓶备用。功效及应用:补气养血,清热利肺,用于体虚消瘦、烦热干咳、少痰、身倦无力等症。每次 1 汤匙,沸水冲化,1 日 3 次。

百合粥　鲜百合 30 g,粳米 50 g,冰糖适量,粳米洗净、煮熟,煮熟前加百合再煮,熟烂可食(干百合与粳米同煮)。功用:润肺止咳,清心安神,用于肺阴不足、劳嗽唾血、气喘、乏力、脾气虚弱、虚弱烦躁等症。调入冰糖,早餐食用。

六、食管癌所致骨转移的处理

骨转移是恶性肿瘤最常见的并发症之一,食管癌晚期容易发生骨转移。对于食管癌骨转移,其典型症状表现为进行性局部骨痛、叩击痛,多伴有贫血、发热、出血,少数可有局部肿块或并发病理性骨折。

食管癌晚期骨转移最主要的症状是疼痛,影响病人的运动功能,短期内对生命没有威胁,如果不进行抗肿瘤治疗,病情进一步发展,出现骨髓转移、肝转移、脑转移等,生命的危险期也就来临。骨转移本身一般不直接威胁患者生命,有效的治疗手段较多,不合并内脏转移的患者生存期相对较长,故应给与积极治疗。

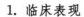
1. 临床表现

食管癌骨转移一般经血行播散，可累及全身各骨，多见于脊柱骨胸腰段。多为多发性，且以溶骨性病变多见。主要症状是疼痛，当累及脊神经、马尾或脊髓时，将出现特征性放射痛、束带感或截瘫。还会引起一系列骨相关事件如病理性骨折、功能障碍、高钙血症、骨髓功能抑制和脊髓压迫等严重并发症。

有些患者在溶骨病变治疗后的修复可以在影像学表现为过度钙化而被诊断为成骨性改变。骨转移必须通过 X 线检查、计算机断层扫描（CT）或核磁共振检查（MRI）来确诊，而且单次骨扫描结果异常不足以作为治疗指征。

2. 骨转移的治疗

• 治疗目标 食管癌骨转移综合治疗的主要目标：①缓解疼痛，恢复功能，改善生活质量；②预防和治疗 SRE（骨骼相关事件）；③控制肿瘤进展，延长生存期。

• 治疗方案 食管癌骨转移已经是一种全身性疾病，应以全身治疗为主。

可以选择的治疗手段包括：①化疗、分子靶向治疗等；②双膦酸盐治疗；③手术治疗；④放射治疗；⑤镇痛和其他支持治疗。医生应根据患者具体病情来制定个体化的综合治疗方案。

其中化疗、分子靶向治疗作为复发转移乳腺癌的基本药物治疗；双膦酸盐类可以预防和治疗 SRE。合理的局部治疗可以更好地控制骨转移症状，其中手术是治疗单发骨转移病灶的积极手段，而放射治疗是有效的局部治疗手段，可迅速缓解局部骨痛。

（1）全身治疗 由于食管癌骨转移本身一般不直接威胁患者生命，而不合并内脏转移的患者生存期相对较长，所以尽量避免不必要的强烈化疗。而晚期食管癌患者如治疗后病情长期保持稳定应被视为临床获益，因为病情持续稳定 6 个月以上患者的生存期与完全缓解(CR)＋部分缓解(PR)相同。

（2）局部治疗

①放射治疗 是食管癌骨转移姑息性治疗的有效方法。骨疼痛是骨转移的常见症状，也是影响患者生活质量及活动能力的主要原因。脊椎、股骨等负重部分骨转移并发病理性骨折的危险约为 30％。病理性骨折将显著影响患者的生活质量和生存时间。放射治疗用于食管癌骨转移治疗的主要作用是缓解骨疼痛和降低病理性骨折危险。

放射治疗包括体外照射与放射性核素治疗两类。体外照射是骨转移姑息治疗的常用有效方法，主要适应证为有症状的骨转移灶，缓解疼痛及恢复功能，选择性用于负重部位骨转移的预防性放疗，如脊柱或股骨转移。

放射性核素治疗对缓解全身广泛性骨转移疼痛有一定疗效，但有些患者在核素治疗后骨髓抑制发生率较高，而且恢复较慢（约需 12 周），可能会影响化疗的进行。因此，临床上使用放射性核素治疗前应充分考虑选择合适的病例和恰当的治疗时机。

②手术治疗 手术减压和术后放疗适用于有脊髓压迫或者脊柱不稳定患者，要求该部分患者一般情况较好，并且预计生存期较长。适应证：难以控制的疼痛；长骨的病理性骨折；脊柱转移灶引发的神经症状不超过 3 周；持续加重的神经损害预计生存期长于 3 个月；骨盆部位的放疗经放疗、化疗估计存活时间超过 4 个月；原发病灶已经根治的孤立性骨转移瘤。

骨转移外科治疗的目的是提高患者生活质量。骨外科技术的进步可最大限度地解决癌症骨转移患者肿瘤压迫神经的问题，并可减轻疼痛、恢复肢体功能，从而改善患者生活质量。对骨转移患者进行密切的随访观察以便早期发现骨转移灶，对具有潜在病理性骨折的长骨作出恰当的判断以决定是否需要手术。

（3）止痛药治疗　止痛药是缓解食管癌骨转移疼痛的主要方法。骨转移疼痛的止痛药治疗应遵循 WHO 癌症三阶梯止痛指导原则：首选口服及无创给药途径，按阶梯给药，按时给药，个体化给药及注意细节。

非甾体抗炎药是骨转移疼痛止痛治疗的基础用药，当止痛效果不佳或出现中、重度疼痛时，推荐联用阿片类止痛药。发生神经病理性疼痛时，应根据病情选择辅时用药，例如出现烧灼痛、坠胀痛等表现时，可选择联用阿米替林、去甲替林或多塞平等三环类抗抑郁剂；出现电击样疼痛或枪击样疼痛时，可选择联用加巴喷丁或卡马西平等抗惊厥药。

止痛药可与双膦酸盐、放疗等联用综合治疗。

3. 食管癌骨转移药物

（1）双膦酸盐类药物　双膦酸盐是焦膦酸盐分子的稳定类似物。可以抑制破骨细胞的成熟，并且抑制成熟破骨细胞的功能和破骨细胞在骨质吸收部位的聚集，同时抑制肿瘤细胞扩散、浸润和黏附于骨基质。

双膦酸盐可以治疗高钙血症及骨痛，亦可治疗和预防 SRE。SRE 对食管癌骨转移患者的生活质量具有至关重要的影响。

第一代双磷酸盐以氯屈膦酸盐为代表。该药于 30 年前已经开始用于临床。用量和用法：氯屈膦酸二钠，口服 1 600 mg / d，共 3～4 周。

注意：主要由肾脏清除，因此在治疗过程中一定要保持摄入足够的水分；氯屈膦酸二钠胶囊应整粒吞服，每日剂量为 1 600 mg；建议单次用药，若日剂量高于 1 600 mg，超过的部分建议作为第二剂量分次给药；在任何情况下都不能将氯屈膦酸盐与含有钙或其他二价阳离子的牛奶、食物或药物同服，因为它们会减少氯屈膦酸盐的吸收。

第二代为含氮的双膦酸盐，包括帕米膦酸钠、阿仑膦酸钠，抑制骨吸收的作用强于第一代药物。用量和用法：帕米膦酸盐 60～90 mg，静脉滴注＞2 小时，每 3～4 周 1 次。

第三代为具有杂环结构的含氮双膦酸盐唑来膦酸和不含环状结构含氮的伊班膦酸。在作用强度和疗效方面比第二代又有了进一步提高。用量和用法：唑来膦酸 4 mg，静脉滴注＞15 分钟，1 次/3～4 周。伊班膦酸治疗转移性骨病常规剂量：6 mg，每 3 周静脉滴注 1 次，每次滴注不短于 15 分钟。伊班膦酸的负荷剂量：6 mg/d，连续 3 天静脉滴注，以后每 3～4 周常规使用 1 次。伊班膦酸负荷剂量可快速缓解转移性骨痛患者伴随的严重疼痛。伊班膦酸目前在国外有静脉、口服两种剂型供患者选择。静脉滴注 6 mg 和口服 50 mg 伊班膦酸疗效相当。双膦酸盐口服制剂可方便在家使用，也方便与口服化疗药物和内分泌药物联用。

唑来膦酸可以用于成骨性骨转移病变。

注意事项：

①在使用双膦酸盐前应检测患者的血清电解质水平，重点关注血肌酐、血清钙、磷酸盐、镁等指标。

②临床研究表明，第一代氯屈膦酸盐、第二代帕米膦酸盐和第三代唑来膦酸和伊班膦酸盐都具有治疗骨转移的作用，都可以用于治疗高钙血症、骨痛，预防和治疗骨转移相关事件。既往的临床研究结果显示，第三代双膦酸盐唑来膦酸和伊班膦酸具有疗效更好、毒性更低和使用更方便的优点。

③选择药物治疗应考虑患者的一般状况、疾病的总体情况以及同时接受的治疗药物。静脉使用唑来膦酸和伊班膦酸具有输注时间更短的优势。

④双膦酸盐可以与放疗、化疗、内分泌治疗、止痛药联用。

⑤长期使用双膦酸盐应注意每天补充 500 mg 钙和适量的维生素 D。

⑥对于肾功能不全（肌酐清除率＞30 ml/min）的患者，除伊班膦酸无需调整剂量外，其他双膦酸盐应根据不同产品的说明书进行减量调整或延长输注时间。

⑦少数患者在长期使用双膦酸盐后有发生下颌骨坏死的风险，因此使

用前应注意进行口腔检查,注意每日清洁口腔,服药期间尽量避免包括拔牙在内的口腔手术。

⑧骨外转移但没有骨转移证据的患者,目前均不推荐使用双膦酸盐。但入组临床实验者除外。

⑨用药时间:研究证明,双膦酸盐用于食管癌患者时,出现SRE的中位时间为6~18个月,因此至少应持续用药6个月。但需要注意的是,经其他治疗骨痛缓解不是停药指征。

⑩双膦酸盐可作为食管癌术后的辅助治疗,食管癌术后接受标准放疗、化疗后,继续加用双膦酸盐可降低骨转移甚至内脏转移的风险。

⑪食管癌患者抗肿瘤治疗可引起骨丢失,医生应该在检测患者的骨密度(BMD)后根据结果考虑是否使用双膦酸盐。ASCO指南建议:所有年龄超过65岁或60~64岁但具有以下危险因素之一:骨质疏松家族史、体重<70 kg、曾发生过非创伤性骨折或其他危险因素的患者常规检查骨密度(Bone Mineral density)。食管癌患者由于年龄和治疗等因素,均有可能存在骨质疏松,医生应对这类患者进行常规骨骼健康评估,目前不推荐使用双膦酸盐预防骨质疏松。

(2) Denosumab,地诺单抗 2010年11月18日,美国食品药品管理局(FDA)已经批准Xgeva(denosumab,地诺单抗)用于预防实体瘤骨转移患者的骨骼相关事件(SRE)。Xgeva是一种靶向作用于核因子——KB受体活化因子配体(RANKL)的完全人源化单克隆抗体,RANK配体是破骨细胞形成、功能调节和生存不可缺少的一种蛋白质。Xgeva被认为是通过阻止RANK配体激活破骨细胞表面的受体(RANK)发挥作用的,从而减少骨破坏。

注意:对于肌酐清除率<30 ml/min或接受透析的患者,在应用地诺单抗治疗时,推荐进行密切监测,以防发生低钙血症。一旦开始治疗,用药须持续,直到患者体能状况出现实质上的衰退。

(3)降钙素 食管癌骨转移容易出现高钙血症。降钙素可调节钙的代谢,也能抑制破骨细胞活性,同时刺激成骨细胞形成;还可抑制溶骨作用,从而使病理性升高的血钙下降。对控制骨转移瘤性骨痛有良好的效果。

七、食管癌患者出院后的康复

康复通常要 3～6 个月时间,康复活动主要从精神和身体两方面进行:

1. 精神方面

树立抗癌信心,保持精神愉快。如听音乐、看书、读报、旅游等。

2. 身体方面

用药:出院时医生通常会建议你继续辅助治疗。如抗癌药物、增强免疫力的服用或注射、请按医嘱准确用药。

复诊:保管好你的门诊挂号卡单,出院一个月后到门诊复查。如果出现胸闷、胸痛、气促等情况,回医院门诊检查。

饮食:进食营养丰富食物如肉、鱼、蛋、蔬菜含有丰富的维生素及纤维素,既增加营养,也可减少便秘发生,避免煎炸、腌熏食物,戒烟酒。

休息:注意休息,劳逸结合,参加适当的体育锻炼,如散步、打太极拳、练气功等。活动量根据本身情况而定。

3. 食管癌患者特定的护理

细嚼慢咽:食管癌术后因切除了一段食管,食管变短,加之术后往往继发有吻合口炎,胃食管手术相连处有不同程度的狭窄,因此在进食时食物不能象正常人那样很快进入胃内,而是容易在食管腔内潴留并反流至咽喉部、气管腔内,容易造成进食困难、咳嗽等症状。这种情况就像往小酒杯里倒酒,太急或量太大就容易溢出来。

少量多餐,高枕无忧:患者术后出现这些反流性食管炎是最为常见的并发症,表现为咽部或口腔有酸性液体或食物反流,常伴有胸骨后烧灼感或疼痛感、咽下困难等症状。因此,食管癌术后患者应注意饮食,细嚼慢饮,少量多餐。餐后最好站立起来散散步,睡觉时将枕头垫高使头肩部处于"高枕无忧"的状态,这样有助于防止胃食管反流。

对症处理：如果有明显呼吸道感染的情况，如顽固性咳嗽、脓痰、胸闷及呼吸困难等，应去医院就诊积极治疗，以改善术后患者的生活质量。食管癌放化疗期间患者容易出现恶心、呕吐、食欲不振等。一般治疗后可自行恢复，反应重者，可配合药物治疗。

八、食管癌患者的家庭护理

癌症患者由于被疾病本身所折磨，患者免疫力下降，机体机能减弱，全身状况较差。因此做好食管癌护理工作，是治疗期间以及康复期间必须注意的，妥善的食管癌护理往往能降低并发症的发生率，提高患者生活质量。

1. 重视环境，注意休息

患者住的房间要清洁优雅，周围安静，避免吵闹。保持房间空气新鲜，阳光充足，定时开窗换气，避免直接吹风，防止受凉。根据温度的变化情况，随时增减衣被，室内温度和湿度要适宜。

2. 调配饮食，适当活动

由于患者久病，体质衰弱，热量和蛋白质消耗较多，故可适当补充营养和水分，每餐配备富有高热量、高蛋白、高维生素半流质饮食。如蛋类、牛奶、瘦肉、鸡肉、大米、面食、米粥、鱼类、蔬菜、水果等。绝对戒烟和禁止酗酒，避免食用刺激之物。

癌症患者多数体质弱，免疫力低下，故要注意预防感冒，避免感染使病情恶化。外出要戴口罩，勿去公共场所。

3. 注意观察患者的心理活动

癌症患者精神负担重，易失去生存的信心。这时家人要随时观察并与患者沟通思想，重视其心理活动，时时关心体贴安慰患者；要耐心倾听患者的诉说，使患者感到亲人的温暖；避免情绪波动，消除顾虑，保持心情舒畅；合理安排生活起居，维持患者生存的希望。

4. 病情观察

癌症转移及压迫邻近器官产生的症状,要给予对症处理。当患者病情危重、生活不能自理时,嘱其卧床少动,注意皮肤护理,定时翻身,每天用温水擦洗皮肤,按摩手足,可用红花油、酒精涂擦受压部位,防止压疮发生。

总之要定期复查:一般术后隔月进行一次胸部拍片、肝脏 B 超检查。以后随着时间延长,逐渐延长复查的间隔时间。不要讳疾忌医,有情况主动到医院进行检查,治疗上千万不要盲目用药、乱吃秘方等。

5. 手术尽早进行呼吸功能锻炼

做扩胸运动时深呼吸,通过扩胸动作增加通气功能;做腹式呼吸,挺胸时深吸气,收腹时深呼气,改善胸腔的有效容量和呼吸功能。

6. 按程序止痛

对于疼痛患者,医生会尽量满足他们的止痛要求,患者及家属不用害怕麻醉止痛剂的成瘾性,以提高生活质量为主。

7. 临终护理

经常与患者推心置腹地交谈,给予精神上的安慰,用亲情去温暖患者,让其安心并感到没有被抛弃。对患者保守病情秘密,减轻患者心理压力以及对死亡的恐惧,使患者树立起延续生命的信心。

8. 食管癌化放疗期间的家庭护理

癌症是一种严重损害人类健康的疾病。其治疗周期和康复过程相对较长,患者不可能长期住院,而大部分时间在家中度过。良好的家庭环境能使人感到安全、自主、温馨和舒适。

(1) 房间的色调　病人在住院期间,病房的主要色调是白色,回到家中,居室色调应与病房有所区别,使病人有一种新鲜感、安全感。协调的颜色搭配,温馨的生活气氛,都会对病人产生良好的感觉冲击,对康复起着积极的作用。对颜色的选用,并无定论,一般以人的年龄、文化和社会背景不同而有所区别。红、橙、黄等温暖色调可刺激和增加脉搏、血压,促进食欲;深蓝色、绿色等冷色调,可促进松弛,有自然和生命的感觉,能使人产生安静、和平、舒适的感觉。家属应根据病人的爱好布置房间。应注意的是,色调要协调、淡雅、柔和,不宜有太大的反差,否则会使人产生杂乱无章的感觉,并且易使病人疲劳。

(2)房间的家具 最好为病人安排单独的房间,家具不宜过多,讲究实用、安全,为病人留出足够的室内活动空间。如果病人是老年人,应考虑到安全因素。床铺应尽量摆在有自然光的位置,尽量使用单人床,离墙有一定的距离,便于家属或人员在床的两侧为其做个人生活护理、输液等。

(3)房间的音响 可以放一些柔和温暖的音乐,音响超过一定限制会影响病人的身心健康。患者在卧床时对音响更敏感。突然的音响,会使病人从熟睡中惊醒;连续的噪音会引起病人烦恼、急躁。因此,应告诉家属在做家务、走路、说话、娱乐、开关门时不要产生过大声响,病人睡觉时更应避免噪音。

①房间的清洁与消毒:病人由于放疗,抵抗力减低,易发生感染。保证房间清洁,空气新鲜,对病人康复十分重要。主要措施有定期开窗通风,开窗通风可以有效地降低灰尘及细菌的密度。通风时,不能让风直吹病人,如病人卧床应帮其盖好被子。应根据不同季节选择合适的通风时间,冬天最好在气温较高时;夏天可选择早、晚通风,避免中午最热时间开窗,以免炎热空气进入室内使病人感到不适。使用空调和换气设备,应定期擦拭灰尘,以免滋生细菌。

②禁止吸烟:吸烟会严重污染空气,因为烟雾中含有大量有害物质,它可降低病人机体免疫力,以致易发生感染。

③避免异味刺激:由于化疗会增加病人对异味的敏感度,家人在烹调时应尽量减少异味对病人的刺激,如做饭时把病人房间的门窗关上,特别是病人消化道反应严重时应尽量做到清淡。

④采用湿扫、湿擦:含有灰尘的空气易使病人咳嗽,空气中的细菌可导致病人感染。因此,在整理床铺时,用半湿毛巾轻轻打扫;清洁地面时,可用拖把擦地,避免干扫;门窗、椅子等可用清洁消毒剂如 84 消毒液

擦拭,每日 1 次。

⑤房间的温、湿度:房间温度在 18～21 ℃,湿度在 50％～60％较为舒适。

(4) 合理饮食　饮食要求规律、适量、营养丰富、易消化。进食高蛋白(每日蛋白应大于 300 g,如瘦肉、禽蛋、鱼类、牛奶、动物内脏及豆制品等),高维生素(如新鲜蔬菜及水果等),高能量(主食大于 300 g/日,热量为 6 277～7 533千焦),含铁丰富(动物内脏、鸡蛋黄、奶制品、水果、绿叶菜、大豆、海带、木耳、香菇及芝麻等)和低脂肪的食物。

(5) 适量的活动　根据自我感觉,依照血红蛋白水平与血小板计数决定活动量。活动时注意安全,最好有人陪伴,防止碰伤和发生病理性损伤;同时要注意劳逸结合,保持睡眠时间充足。

(6) 预防皮肤及口腔黏膜出血　注意口腔卫生,使用软毛牙刷;忌用牙签剔牙;避免过热、过咸、粗、硬及刺激性食物;保持皮肤清洁,使用软毛巾温水擦浴时,动作要轻柔,忌搔抓挤压皮肤;不抠鼻痂,不掏耳道;防止碰伤、擦伤及烫伤。

(7) 按时服药,定期门诊随访　定期复查血、尿常规,肝、肾功能等。

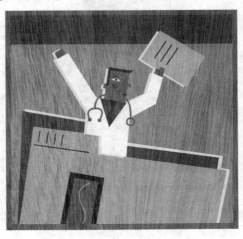

第四篇　关注食管癌

—— 全面迎战食管癌

癌症就在我们身边

我们每个人都是癌症候选人

关注是一种责任

关注是一种美德

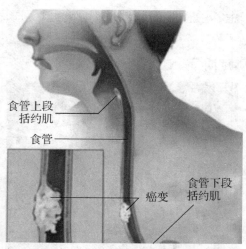

食管上段
括约肌

食管

癌变

食管下段
括约肌

Focusing on esophagus, paying attention to health

D女士一来就语出惊人地表示:我早就知道我迟早会得癌症的。患者今年59岁,大学本科毕业,当年被分配到农村做基层医生,31岁才结婚,通过自己的奋斗在40岁前成了县医院妇科的副主任医师。自称年轻时就很能操心,长得一直比同龄人老,还爱吃剩饭和烫饭,生了三个女儿,爱人不爱烦神,为了更多地照顾家庭她在40岁的时候只好从医院副主任医师的位置转到学校去当校医,但好烦心的人到哪都爱烦神,她又兼带了学校的生理卫生课,仍然很忙碌,所以在孩子们都考上大学后她也病倒了。她说她一生从来没有闲过,手术后想得也很多,体重从术前的54公斤降到40公斤。

艾滋病拥有全世界的关注和广泛的资金赞助,关注癌症的人却还远远不够。食管也是人体重要的器官,又叫运粮的道路。食管是一条由肌肉组成的长管,连接口腔及胃部。成人的食管25~30厘米长,前后扁窄。食管不是直上直下的,而是从上向下、自后向前、并稍向前斜倾。食管也并非上下一样粗,而是有三个狭窄处:第一个狭窄是食管的起始部,距门齿15厘米;第二狭窄在与气管交叉处;第三狭窄位于食管与膈肌交界处——即膈肌食管裂口处。这三处狭窄是异物最容易滞留和卡住的地方,第二、三狭窄处也是肿瘤好发部位。食管癌是最典型的生活方式癌,长期不良的生活或饮食习惯可能是导致食管癌发生的元凶。本章主要讲述食管癌与心理、营养和疼痛方面的关系。

食管癌与心理问题

食管癌这一威胁生命的杀手,同时更是心灵的杀手。有不少食管癌患者都有心理上的障碍,这些情绪上的问题不仅会影响患者的生活质量,更会影响她们的免疫功能和内分泌,从而增加癌症复发的几率。食管癌的治疗,在保住患者生命的同时,还应关注患者的心理问题,这是至关重要的一环。

①诊断食管癌后,患者的心理会经历震惊、怀疑(拒绝接受事实)、恐惧、幻想、绝望和平静等几个时期。

②治疗期间的矛盾心理。患者一方面希望能够通过手术来拯救生命,另一方面又因为食管切除使得躯体器官的完整性受损,生活上也带来很多不便,产生极其矛盾的状态。

③患病以后,自信心下降,存在生活空虚感,对事物的兴趣丧失等。很难适应患病后带来的生活的变化,并把自己归入残疾人的行列之中。

④患者术后进食有影响,有的患者术后还要行辅助放、化疗,影响了患者工作和家务劳动能力,给患者带来了极大的心理负担,容易引起患者焦虑、抑郁、沮丧、敌视、悲伤、灰心、愤怒等不良情绪。

⑤化疗带来的负反应,在术后化疗阶段,有 20% 的患者会出现由于药物引起的抑郁。消化道反应、内分泌系统的失调会给患者带来很多痛苦。也有的患者,会因为脱发影响形象而产生抑郁状态。

⑥对于癌症转移和复发的担心,也时时困扰患者,产生焦虑抑郁的情绪。

处理这些心理上的问题也是治疗食管癌的关键,心灵上的伤害是食管癌患者永远的痛,希望患者自强不息,社会家庭能给予食管癌患者更多的心理上的呵护,让食管癌患者彻底康复,尽可能减少复发。

一、保持积极心态

1. 患者自身能力的发挥

(1) 更好地接纳　这时患者越能接纳自身状况,适应的情况就会更好。"人不能决定你自己是否患癌,但是你可以决定,当你患癌的时候,能够第一时间发现它,第一时间去医院治疗。不拖延不回避,勇敢面对。"

化疗后的脱发是不可避免的,也是暂时的,将来还有可能拥有新生的秀发。暂时放下对脱发的担忧，从容应对，展望未来。

食管的切除只是局部的手术。即使有所缺少，仍然可以过快乐的日子。

食管癌不是生活的全部，生活可以继续，可以选择与癌症共生，带癌存活。癌症既然已经是身体的一部分，不妨接纳它，与之和平共处。

（2）保持积极的心理状态　展示你坚强的一面，积极面对疾病。每个人都有坚强的一面，只是平日顺利的环境无法将其显现出来，而患病恰巧能够驱使出这种坚强的本性。

认知调整是患病后的第一步调整，寻找一个自己能够接受的解释，有助于缩短否认阶段的时间。学习疾病相关的治疗、康复知识，凭借这些知识能够更好地进行自主选择并明确自己行为的必要性。

信念调整是继认知调整后的表现，要坚定战胜病魔的决心，为自己、为家庭、为孩子坚强地活下去。无论是初发还是复发患者，都要充满自信，以开朗、乐观的心态面对生活。

（3）行为调整　作为第三步也是最关键的一步调整，要积极地参与自己的治疗康复过程，明确每一项治疗的重要性，绝不轻易放弃，表现出良好的遵医行为。要意识到自己行为的价值，要知道渡过难关只有凭借自己的力量，他人无法替代，尤其在精神情绪方面，更需要自身的调节与控制。可以通过自我暗示、适度忍耐、适当宣泄的方式有效地控制自己的情绪。

2. 重塑自我形象

（1）适当化妆，合理地搭配衣着等，可以减轻负性情绪，重建自信心。

（2）塑造内在魅力，增加兴趣爱好，拓宽知识面。

（3）合理安排日常活动，生活有规律，按时起居。多做适当的有氧运动，放松心情。保持充足的睡眠。

（4）建立良好的家庭、社会关系。回归家庭和社会，尽可能恢复工作、恢复家庭和社会角色。

二、家庭、社会支持

1. 家庭支持

家人和朋友关系：无论发生什么情况，家人和朋友永远是你避难的港湾，随时都愿意向你伸出援手，但有时他们可能不知道你需要什么及如何帮助你。你可以将自己的要求讲出来，肯定会得到家人和朋友的支持。

夫妻关系：你可将自己的感受告诉配偶以获得理解，也通过拥抱等方式来表达你的感情。配偶也交换自己的真实想法和感受，从而减轻彼此的心理压力，配偶的情感支持尤为重要。治疗可能引起短暂和永久的不孕，如果你想要孩子，应和配偶一起去咨询医生。

2. 医疗系统的支持

选择正规的医疗机构、信任的医生、亲切的护士，有爱心和责任感的医疗团队。

医生综合分析病情，提供个体化的治疗，避免过度治疗是缓解病人心理压力的最好方法。应把握食管癌诊治领域的最新进展，拥有更新的观念与高超的技能。

医生和护士具备掌握患者病情，深受患者信任的优势，心理干预容易起效。而大多数患者也把医护人员作为主要的求助对象。因此，医护人员要有高度的同情心和责任感，积极真诚的态度，和蔼的言行，有意识地多接近患者，劝导和鼓励患者。激发病人对家庭和社会的责任感，战胜恐惧。

3. 社区关怀

正常对待患者，鼓励参加社区活动，恢复社会交往。

4. 单位帮助

工会提供探视，领导关心照顾，提供医疗报销和保险。

三、专业心理治疗

哪些食管癌患者需要进行心理治疗？

Kurt Fritzsche 等指出在定义心理治疗程序的指征时，个体应激能力、病人的健康信念、起主导作用的防御和应对过程以及病人的个人治疗目标都需纳入考虑。

食管癌患者有以下情况时需要进行心理治疗：

1. 对癌症及其治疗的焦虑和抑郁反应。

2. 出现植物神经功能症状或精神症状，如睡眠障碍，内在的坐立不安，注意集中困难，无躯体原因的疼痛、恶心，非特异性虚弱和疲乏，尤其在化疗和放疗期间。

3. 患癌后出现明显的潜在冲突或人格障碍。

4. 创伤后应激反应。

5. 配偶关系和源家庭中的冲突和接受问题。

专业心理干预的目的在于疾病应对中的支持和改善生活质量。具体目标有：

1. 减少情绪症状如焦虑和抑郁。

2. 支持病人将应激性情绪如愤怒、恐惧和失望用言语表达出来。

3. 学习应对疾病中的行为技巧。

4. 学习重新过正常的生活。

5. 减少家庭或伴侣关系中的情绪应激。

6. 解除对死亡开展讨论的禁忌。

7. 学习放松技术以减轻失眠、疼痛和恶心等生理症状。

四、具体的心理治疗方法

1. 支持性治疗

大多数食管癌病人在疾病的发生、发展、治疗、转归的过程中都经历情绪上的不安，病人及其家庭所面临的心理社会问题受到个体、社会文化、医学和家庭因素的影响，支持性心理治疗有助于将不适水平减到最少，增强控制感，改善生活质量。

支持表达式团体治疗可改善食管癌患者的情绪和对疼痛的知觉，对那些最初较为痛苦的患者尤其如此。支持表达式治疗可用于帮助癌症病人表达和应付与疾病相关的情绪，增加社会支持，巩固同家庭和医生的关系，改善症状控制。

有研究对心理社会支持服务作了些回顾，认为在癌症经历中可利用各式各样的社会支持服务，参与支持性服务给人们提供了一些机会学习积极的应对技能，让食管癌病人认识到他们并非独自一人，去学习如何享受现在，给"希望"和"治愈"赋予新的意义。

2. 认知行为治疗

认知行为治疗（CBT）技术的使用能加快与癌症相关抑郁的恢复，改善病人生活质量。对病人环境的 CBT 技术的应用也可减轻和预防抑郁。

癌症及其治疗对与外观相关的变量常有负性影响。White CA 提议启发式认知行为模式可用于评估、解释和治疗癌症病人的体象障碍。

病人和家庭关于癌症的观点具有情绪和行为后果，影响应付诊断和治疗的能力，适于集中临床干预。认知干预可帮助病人用客观而适应性的方式看待癌症。临床医生运用提问的认知思路来扩展病人故事和引出病人关于癌症病因、控制和责任的信念很有效，所以认知干预是承认和依靠每个学派共有的多种访谈技能、以问题解决为中心的简明干预。

3. 音乐治疗

通过聆听、欣赏乐曲，引起人体心理生理状态改变，产生兴奋或抑制的情绪反应，从而达到治疗作用。

音乐疗法能调节肿瘤患者情绪，优化情感效应，改善躯体症状，增强免疫功能，调动体内积极因素，提高机体的自我调解力。

Magill-L 等认为音乐治疗是一种能对晚期癌症病人的疼痛和痛苦症状极有帮助的多样化治疗方式，包括发音技术、倾听以及乐器表演。这些技术用于探讨混合疼痛体验的感受和问题。

4. 生活意义疗法

郭晓玲等(1994)提到此疗法,要求患者做到:

(1) 把自己当作治疗的主治医师,积极与病魔作斗争。

(2) 把一天当中的事情有意义地去完成。

(3) 有为他人做点好事的诚意。

(4) 锻炼与死的威胁共存的坚强意志。

(5) 明白生与死是自然界存在的规律,眼前自己能做到的、有建设性的行为,就尽量去做。

此疗法能有效治疗癌症患者的不安和对死亡的恐惧。

Greenstein-M 等对晚期癌症病人进行集体干预,帮助他们在其生活的这一危急情况下找到对生活意义的感觉。个别访谈聚焦于不同方面的意义,包括对他人的责任、创造力、超越,以及确定自身价值和特权。具有集中目标对于发现意义和应对终极疾病的能力至关重要。这些目标可借助大量资源产生,包括同他人的联系,或尽管由于严重疾病所致破坏仍有对自身生活时间连续性的感觉。

有些病人之所以感觉好一点,是因为他们在正视疾病且修复疾病所带来的情绪影响,同时对疾病保持展望,不让疾病限制他们或取代他们的生命。他们能保持对癌症所致考验和挑战的智慧,也看到生存的最宝贵动机,这些动机在他们同癌症的斗争中激励和支撑着他们。同时他们也觉得,生存不是唯一重要的目标,除此以外,生活和生活的质量,生存价值和灵性也值得注意。他们平静地知道会死于癌症,如果那一天来到,死亡并不会带走生活所赋予他们和他们所爱的人的意义、价值和乐趣。

在癌症期间和癌症之后重新创造自己的生活。经历癌症的人同有关存在的忧虑作斗争,这些忧虑与控制、同一性、关系和意义连在一起。对于精神取向的人,宗教和精神问题可能深入到有关存在的忧虑中。而且,精神资源可能在解决这些问题时发挥作用。当人们面临一个创伤性生活事件时，精神和宗教更有可能发挥有益作用。癌症病人同样如此，将精神问题和资源整合在一起就会更有效。

5. 尊严心理治疗

Harvey Max Chochinov 提出在癌症病人姑息护理中的一种新模式——保持尊严的护理。其中谈到了尊严心理治疗，以尊严的保持作为治疗目标。对许多病人而言，和保持尊严连在一起的看法是：他们的某些特征会超越死亡本身的事件而继续存在下去。在尊严心理治疗中，要求那些濒死病人以及认为是生命中最后 6 个月之内的病人在录音中讲述他们生活中最希望被人永久记录和永远记住的多个方面。根据尊严模式对病人提出一系列问题，这些问题的焦点是他们觉得最重要的事情以及最想要所爱的人记住的事情。不论他们是否觉得自己在生活中有重要作用，这一干预都能造成一种感觉：他们会留下非常宝贵的东西，要么感谢所爱的人，请求宽恕，留下重要的信息或指导，要么提供安慰的话语。

尊严心理治疗问题协议：

• 你能告诉我一些你的生活史吗？尤其是那些你记忆最深或你认为最重要的内容？

• 你什么时候感到最有活力？

• 你有一些特殊的事情想要家人知道吗？或者有一些特别的事情你想要他们记住吗？

• 你在生活中所承担的最重要角色是什么？（比如家庭、职业、社区服务）

• 这些角色为什么对你这么重要？你认为自己在这些角色中实现了什么？

• 你最重要的成就是什么？你感到最自豪的是什么？

• 你觉得有一些很特别的事情需要告诉你所爱的人吗？或者哪些事情是你想要花时间再说一遍的？

• 对你所爱的人，你的希望和梦想是什么？

- 关于生活你学到了什么？你想要传授给他人的东西？

- 你希望把什么忠告或指导性言语传给你的儿子、或女儿、丈夫、妻子、父母,以及其他人？

- 为了安慰家人,你有一些话或可能甚至一些指示提供给家人吗？

- 在制造这份永久记录时,还有其他一些你想要包括进去的内容吗？

6. 人际心理治疗

Donnelly-JM 等对癌症病人及其配偶进行运用电话的人际心理治疗(IPT)的初步研究。目的是减少病人心理痛苦,增强癌症治疗期间的应对技能。治疗以角色转换、人际冲突和由癌症促成的悲伤为焦点。接受高剂量化疗的食管癌病人在化疗期间每周同心理学者进行一次谈话,之后每月一次。病人可邀请一个"配偶"接受个别电话 IPT。在研究开始,化疗之后以及电话 IPT 之后运用标准化措施评估心理社会功能。病人参与和获得的益处提供可行性证据:14 个病人和 10 个配偶恢复,82.5％合格。

7. 行为治疗

行为训练可帮助癌症病人减轻心理应激和躯体并发症,干预技术有渐进性肌肉放松(PMR)、催眠、深呼吸、生物反馈、主动放松和指导性想象(GI)。行为训练可用于减轻癌症病人的化疗副反应,还可用于减轻病人一般性苦恼。

Redd WH 等考察行为干预方法对控制癌症治疗强烈副反应的功效。结果表明:①行为干预能有效控制经受化疗的成年和儿科癌症病人预期的恶心和呕吐。②综合多种行为方法的行为干预可改善同侵入性医学治疗相关的焦虑和痛苦。③尽管多种行为方法表明可减轻与治疗相关的急性疼痛,越来越多的证据发现这些方法并非同等有效。类似催眠的方法如放松、暗示和转移性想象对疼痛处理给予最好保证。运用行为理论和方法对接受侵入性治疗的病人护理有着重要作用。

渐进性肌肉放松训练伴指导性想象,目的是减少心理不适,增强病人内部控制感。能够帮助病人对付疼痛、恶心、呕吐和焦虑。

指导性想象也称想象疗法，要求患者在治疗时保持乐观情绪，把癌肿看成敌人，想象自己的白细胞，如同骑士的利剑向敌人砍去，并认为瘤体渐渐缩小。或想象愉快的情绪，想象美丽的自然景观，想象漂亮的图象等。也可想象自己体内的肿瘤细胞非常脆弱而混乱，是象面包一样很容易被击碎的东西，免疫细胞是一支强大的军队，它们有无穷无尽的数量和巨大力量，很快就发现癌细胞并迅速加以摧毁，肿瘤逐渐缩小，被排除在体外。肿瘤已经切除的病人，想象身体内的生命卫士——免疫细胞在全身巡逻，发现异常细胞就立即摧毁，自己感觉到疾病逐渐消失，身体逐渐恢复。意象内容在柔和细腻的背景音乐衬托下，由男低音播音员以柔和的声音播放。

事实证明这种方法是有效的，这可以让患者找回对自己身体的控制感。临床观察也证实这一方法在缓解患者化疗期间的临床不适方面效果很好。

8. 家庭治疗和性心理治疗

A Katz-C 等认为癌症是一个家庭事件，癌症影响整个家庭，尤其配偶常极度痛苦。这种干预同个别心理治疗相比，所需时间和花费的费用有所下降，可以有效减轻病人负担。

在发现癌症的最初 6 个月，心理肿瘤学干预显得特别有必要。对夫妇伴侣的心理治疗显示对其提高彼此交流能力的帮助，减少无助感和更多接受来自外部的支持。

9. 集体心理治疗

对癌症病人进行集体干预，包括健康教育、医疗和营养知识、如何与护士配合、集体支持、启发式人际交流、死亡和临终讨论、家庭间讨论等等。在集体治疗中，有效的、适当的方法应该是多种技术的有机结合，而且集体中病人间的相互作用提供了情感支持的重要基础。

Leszcz-M 等认为集体心理治疗成为当代精神肿瘤学中一个重要干预形式，他们描述对转移性癌症患者进行集体心理治疗的原理和依据。研究证明,对结构性集体心理治疗的参与导致心理社会适应改善和显著存活效应。

集体干预模式在减少抑郁和反应性(非慢性)焦虑症状方面有效。

10. 综合性心理治疗

赵燕等人探讨综合性心理治疗对癌症患者焦虑、抑郁情绪的作用,他们将 83 例恶性肿瘤患者随机分为两组,研究组 42 例,接受常规治疗结合综合性心理治疗,对照组 41 例,仅接受常规治疗。对研究组病人在进行常规放疗、化疗等生物治疗的基础上,应用一般性心理支持治疗、疾病知识教育、个别心理治疗、患者互助治疗、家庭和社会支持治疗、音乐结合肌肉放松训练及内心意念引导等常用心理治疗方法,对照研究和观察这些综合性心理治疗对患者焦虑和抑郁情绪的影响。结果发现实验组抑郁情绪和焦虑情绪总分较对照组明显下降,其差异有统计学意义。表明对癌症病人在常规治疗的基础上配合综合性的心理治疗能使心理痛苦得到改善,激发病人生存欲望,增强忍受治疗痛苦的耐受力及提高配合治疗的积极性。

食管癌患者的心理护理要注意以下几方面:

(1) 如果食管癌患者还不知道自己的病情,家属要根据患者的年龄、性格、文化程度等来区别对待。如果患者是年迈的老人,就没有必要告诉患者;如果患者平素性格坚强,对食管癌有一定的认识,则可以逐步地在病人思想有所准备的情况下告诉本人,这样可以争取患者积极主动地配合治疗。

(2) 要引导食管癌患者正确认识食管癌,使其认识到食管癌并非不可战胜,树立战胜食管癌的信心和勇气。

(3) 设法转移患者对食管癌的注意力,作为患者家属或亲属,要关心体贴患者,但不能对患者过分迁就照顾,助长患者一味卧床静养的惰性。在不引起疲劳和不影响治疗的前提下,应鼓励食管癌患者练练气功,打打太极拳,看看小说和电视,甚至适当地生活自理,以分散患者对食管癌的注意力,以良好的心理状态去配合医生的治疗。

食管癌与营养

一、营养、体力活动与癌症

进入 21 世纪以来,癌症仍然是危害人类健康和生命的重大问题,已经成为人类死亡的第二位原因。在癌症的发病原因中,约有 1/3 与营养和食物有关。癌症发病过程中营养代谢的变化加速了病程的恶化。放疗、化疗等治疗措施给患者的食欲、血象、抵抗力带来许多不利影响。采取营养补给以增强患者体质,使之能坚持各种治疗手段成为重要的措施之一。更重要的是依靠营养、食物以及生活方式干预来预防癌症的发生,近年来所取得的研究成就为人们带来了希望。

(一)营养与癌症的发生、发展

癌症形成与发展的原因虽然仍未完全清楚,但目前达成共识的是,多因素的综合影响是肯定无疑的,其中包括环境因素、遗传因素、精神心理因素等。专家认为不良的生活方式和环境可导致 80% 的恶性肿瘤发病,诱发癌症的主要因素是膳食不合理(占 35%)、吸烟(占 30%)和饮酒(占 10%)。膳食、营养可以影响癌症生成的启动、促进、进展的任何一个阶段。

在食物中既存在致癌的因素,也存在抗癌因素,两类因素都可以影响癌的发生。

1. 食物中的致癌因素

研究较多的食物中的致癌物是 N-亚硝基化合物、黄曲霉毒素、多环芳烃类化合物和杂环胺类化合物四类。除此以外,食物受到农药、添加剂、重金属、食品包装容器及包装材料中致癌物质污染而具有致癌作用,还有食品中的激素、抗生素、霉菌毒素、氯丙醇、二噁英、丙烯酰胺等都有致癌作用。

2. 食物中的抗癌因素

研究结果证明具有抑制癌生成的食物营养素有:维生素 A、C、E,微量元素硒、锌、n-脂肪酸、膳食纤维;还有非营养素类成分——植物化学物,包括粮油、蔬菜和水果中的各种植物化学物,都具有抑制致癌作用。

3. 膳食模式和饮食习惯

膳食模式可以影响癌症的发生和种类。当前世界上采用不同膳食模式的国家,其癌症的发生有明显的不同。

(1)东方膳食模式(印度、巴基斯坦及非洲一些国家) 以谷类食物为主,动物性食物比例很低,罹患癌症以消化道的胃癌、食管癌发病率较高,乳腺癌、前列腺癌发生率较低。

(2)经济发达国家膳食模式(美国、加拿大、澳大利亚和新西兰等) 以动物性食物为主,谷类、蔬菜摄入量较低,脂肪提供量占总能量的 36%～37%,以乳腺癌、前列腺癌、结肠癌发病率较高,而胃癌、食管癌发病率较低。

(3)地中海膳食模式(希腊、意大利等国家) 蔬菜、水果豆类摄入量较多,小麦是热能的主要来源;富含单不饱和脂肪酸的橄榄油食用量较多,其癌症、心血管病的死亡率比西欧、北美国家都低。

习惯于高脂肪饮食人群,结肠癌、乳腺癌、直肠癌的危险性增加;习惯于高胆固醇饮食人群,肺癌、膀胱癌以及胰腺癌的危险性增加;习惯于高能量饮食人群,乳腺癌和子宫内膜癌危险性增加;习惯于高碳水化合物伴低蛋白饮食人群,胃癌危险性增加;习惯于高盐饮食人群,胃癌发病率明显增高;大量饮酒与口腔癌、喉癌、食管癌、肝癌的发病有关;人群干预研究提示,食用蔬菜、水果、谷物等富含膳食纤维的膳食,有预防结肠、直肠癌作用,也有一定的预防乳腺癌的作用。

(二)身体活动对癌症发生、发展的影响

身体活动是指通过骨骼肌进行的任何形式的身体移动。对久坐生活方式的人来说,轻度的身体活动包括站立、在办公室走动、购物和准备食物。

娱乐活动可能会涉及轻度、中度或剧烈的身体活动,这取决于活动的性质和强度、爱好和追求。对大多数采取积极的生活方式的人而言,他们在工作中(体力劳动)或在家中(手工做家务)所从事的是中度或重度的身体活动,交通方式(走路、骑马和骑车)为中度的身体活动。久坐工作的人们如果能在工作之余进行有规律的、中度的(偶尔剧烈)身体活动,那么他们就有可能具有和体力劳动者同等的身体活动。

坐、站和其他轻度身体活动是正常清醒状态的生活,如伸腰、摆弄东西和保持某一姿势,这些均为身体活动。

锻炼和其他身体训练是娱乐性身体活动。包括:需氧运动,如跑步、骑车、跳舞等,这些活动能增加耗氧量并改善心血管功能;厌氧运动,如负重耐力训练,能增加肌肉的力量和质量。

身体活动会增加能量的消耗,从而影响能量平衡。一个人在活动中消耗的总能量取决于该活动持续的时间和强度。代谢当量(MET)描述的是一个人的静态代谢强度。不同活动消耗的能量不同,这取决于个人的基础能量消耗、年龄、性别、体形、技能和肥胖程度。进行长时间的低强度活动或较短时间高强度活动均可使总能量消耗增高。但这两种不同类型的活动可能有不同的生理作用。

总的来说,各种类型和强度的身体活动都对或可能对癌症有保护作用(极端水平的活动除外),因为身体活动能保持正常体重,所以可能预防某些癌症,超重、体重增加和肥胖可增加这些癌症的危险性。反之亦然,即久坐生活方式可增加或可能增加某些癌症的危险性。目前,不仅在高收入国家,在全世界范围内,大多数生活在城市化和工业化地区的人们都采取久坐的生活方式。

高水平的身体活动具有预防许多癌症的作用。而低水平的身体活动是或可能是体重增加、超重或肥胖的病因,而后者本身也是某些癌症的病因。人类在其生命的进化过程中已经适应了身体的活动性,因此,久坐的生活方式是不健康的。

（三）营养与癌症的预防

来自全世界的研究结果表明大多数的癌症是可以预防的，对于公共卫生政策和癌症的防治有重要的指导意义和巨大的影响。

1. 癌症预防的观念

癌症预防包括免于罹患癌症和延迟癌症发生两部分内容。大多数针对其他非癌症疾病的预防策略，同样对预防癌症也是有益的。减少癌症危险性的三种主要方法是：避免使用烟草、摄入适宜的膳食、限制接触致癌物。WHO和全世界大多数有关的卫生机构以及越来越多的政府都赞成这个结论。只要识别癌症的主要危险因素，而且具备有效可行的预防措施，就应该把癌症的一级预防置于防治计划的最优先的位置。针对病因和危险因素开展的癌症一级预防，其结果不仅可以减少癌症的发生，同时也可以预防与该病因有关的其他疾病。例如吸烟不仅是癌症的重要危险因素，也是心脑血管疾病和慢性呼吸系统疾病的危险因素。

根据癌症已知的主要危险因素，提出拟采取的预防措施，一般包括两大类：一类是通过行政立法，由政府及主管部门采取行政法规的措施；另一类则是通过健康教育，改变人们不健康的行为习惯和生活方式。为了保证干预措施的效果，还要不断进行干预措施的效果评价。

2. 癌症的一级预防

一级预防是面向健康人群或亚健康人群，消除危险因素的积极主动性预防，也是公共卫生工作者的主要工作和任务。专家们估计通过合理平衡的膳食可以预防全世界 30%～40% 的癌症。以全球为基础，通过合理膳食，每年可减少 300 万～400 万病例。含有丰富蔬菜、水果的膳食可以减少 20% 或更多的癌症病人。

近年来，国际营养界对膳食指南的认识发生了方向性转变，即从营养素为基础的膳食指南，转向以食物为基础的膳食指南。这是因为只调整营养素的摄入,而不注意膳食结构的改善,仍然不能达到预防癌症的目的。第二个发展的新趋势是,在膳食指南中强调体力活动的重要性。因为已有充分的证据表明体力活动不仅有助控制体重,也是影响癌症发生的重要因素。世界癌症研究会和美国癌症研究所组织专家组,在评价饮食、营养与癌症的各项研究证据基础上,提出了十四条预防癌症的膳食建议。

①食物多样化,主要选择植物型食物,主要如蔬菜、水果、豆类并选用粗粮。

②避免体重过轻或过重。

③坚持体力活动,每天快步走路或类似运动 1 小时,并且每周至少参加活动量较大的运动 1 小时。

④坚持每天吃各种蔬菜和水果 400～800 g,保持蔬菜 3～5 种;水果 2～4 种。

⑤每天吃谷类、豆类、根茎类多种食物 600～800 g,尽量多吃粗加工的谷类,限制摄入精制糖。

⑥鼓励不饮酒。如果饮酒,男性限制在 2 杯以内,女性限制在 1 杯以内(1 杯酒相当啤酒 250 ml,葡萄酒 100 ml,白酒 25 ml)。

⑦控制肉的摄入量每天在 80 g 以下,最好选用鱼、禽肉取代红肉(猪、牛、羊肉)。

⑧限制脂肪含量高,特别是动物性脂肪含量高的食物。选择植物油,尤其是单不饱和脂肪酸含量高、氢化程度低的油。摄入油脂的能量占总能量的 15%～30%。

⑨减少腌制食物和食盐摄入量,每天食盐不超过 6 g。

⑩避免食用被霉菌毒素污染又在室温下长期储藏的食物。

⑪易腐败食物应用冷藏或其他适当方法保存。

⑫控制食物中的食品添加剂、农药及其残留物在安全限量水平以下,并且实行适当有效的监督管理。

⑬不要吃烧焦的食物,避免把肉、鱼烧焦。尽量少吃火焰上直接熏烤的肉和鱼,以及熏制和烟熏的肉和鱼。

⑭一般不需要服用营养补充剂。

最后应当指出的是,虽然吸烟不是膳食行为,但是任何预防癌症的建议都不应该忽视"不吸烟"的建议,减少烟草的危害已经提升到中国政府和人民的重要议程上,开展广泛深入的吸烟有害的健康教育,充分发挥社会各媒体及社会团体的积极作用,降低我国居民的吸烟率,特别是控制青少年的吸烟率,对于预防控制癌症的发生,降低癌症的患病率有重要的公共卫生学意义。

除了膳食和吸烟的干预之外,还要注意避免与癌症发生有关的感染、性行为和职业、环境致癌因素,并且加强卫生立法;还要注意保持心理平衡、精神愉快。

二、食管癌的营养防治

1. 食管癌发生的危险因素

(1) 饮食模式　饮食与肿瘤的关系一直是人们关注的焦点,不同膳食模式的国家,其癌症的发生率和发生部位亦不相同。亚洲、非洲、拉丁美洲等发展中国家的膳食模式,主要是一种或两种谷类食物为主食,富含淀粉类的食物占总能量的 $50\%\sim60\%$,脂肪占总能量的 $23\%\sim25\%$,肉类消费量低占 $3\%\sim14\%$,乳及乳制品占 5%,蔬菜和水果占 20%,糖 $<10\%$,酒 $<3\%$,食管癌的发生率较高。

(2) 盐腌食品　流行病学调查结果表明,常食用咸肉、咸鱼或喜食重盐的人,胃癌和食管癌的相对危险度高。科学研究结果也显示,高盐有促进肿瘤的作用,因为高浓度的盐可损伤食管黏膜,增加食管黏膜受致癌物的作用。此外,腌制食品(如火腿、咸肉)在腌制过程中,有的还添加了着色剂,增加了食品中的亚硝酸盐浓度。食物在腌制过程中,食物中的蛋白质分解产生的二级胺也增加,二级胺及亚硝酸盐增加,提供了合成亚硝胺的前体物,可增加亚硝胺的合成,增加了患食管癌的危险性。

(3)红肉与加工肉类 对红肉与食管癌的这种正相关性进行了几项潜在机制方面的研究,包括潜在致癌物 N-亚硝基化合物的形成。红肉含血红素铁,游离铁离子可产生自由基,加工肉类可增加食管癌发生的危险性,有些肉在高温烹饪条件下可产生杂环胺和多环芳烃。硝酸盐可以在体内胃酸的作用下生成,也可以在肉类的加工过程中作为防腐剂而添加。这样会生成 N-亚硝基化合物并增加其暴露水平。这些化合物是可疑的致突变物和致癌物。许多加工肉类也含有高浓度的盐和亚硝酸盐。高温烹饪的肉类可能产生杂环胺和多环芳烃。血红素含有铁元素并可促进 N-亚硝基化合物的生成,游离的铁离子可以产生自由基。

(4)高温食物和饮料 多数研究结果提示,高温食物和饮料可增加食管癌的发生率,可能对食管产生热损伤,反复损伤易发展为食管癌。多数研究结果提示,摄入大量的马黛茶可增加食管癌发生的危险性。病例—对照研究结果显示,每日摄入一杯马黛茶可使食管癌发生的危险性增加 16%。马黛茶与食管癌之间存在明显的剂量效应关系。马黛茶的这种作用在生物学上是合理的。马黛茶是一种类似茶的饮料,通过一支金属吸管饮用,饮用时温度很高,可引起食管的损伤,而重复损伤可导致食管癌的发生。马黛茶中的某些成分也可能具有化学致癌作用。

(5)食物的加工、烹调方式 流行病学调查表明,食物的加工、烹调不当可增加食管癌、胃癌、结肠癌的危险性。1957 年前苏联的调查研究报道,拉脱维亚沿海渔民食用熏鱼,5 年内消化道癌的发病率为 120/10 万,其中妇女为 97/10 万,而邻近居民不食熏鱼,同期消化道癌的发病率仅为 38/10 万,其中妇女为 24/10 万,前者明显为高。油炸、烟熏食物中产生的多环芳烃会增加消化道癌的死亡率。

(6)饮酒 Meta 分析显示,每周饮酒一次可使食管癌发生的危险性增加 4％，并呈明显的剂量反应关系，但无明确的阈值。酒精是食管癌发生的原因之一，酒精的代谢物如乙醛很可能同致癌物烟草一样诱导特异的 DNA 突变，而在酒精存在的条件下 DNA 很难有效修复。此外，酒精也可以作为一种溶剂，增加其他致癌分子向黏膜细胞的渗透。而且酒精的作用还可能通过前列腺素的合成、脂质过氧化以及氧自由基的产生而发挥出来。最后，一般酗酒者的膳食中必需营养素的含量较低，从而使机体组织容易致癌。

（7）吸烟 吸烟是食管鳞状细胞癌和食管腺癌发生的原因之一，可使其危险性增加 2 倍。据估计，烟草所引起的食管癌可能占全部病例的 40％。咀嚼槟榔（加入或不加入烟草）也是食管癌发生的原因之一。

（8）肥胖 对体质指数（BMI）进行了大量研究，BMI 增高可增加食管腺癌发生的危险性。5 kg／m² 可使该癌症发生的危险性增加 55％，结果呈显著的剂量—反应关系。BMI 和食管腺癌的地理和时间分布趋势是一致的。身体肥胖度与胃—食管反流和巴雷特食管的发生呈正相关。它也可直接影响多种血液激素（如胰岛素、胰岛素样生长因子和雌激素）水平，在体内形成一种促进致癌作用和抑制细胞凋亡的环境。身体肥胖度可以刺激机体的炎症反应，从而在多种癌症的启动和发展过程中发挥作用。

2. 影响食管癌发生、发展的膳食营养因素

（1）能量 国外流行病学的资料报道，在社会经济条件差及生活水平较低的人群中，胃癌、食管癌的死亡率较高。因总能量的减少反映了食物摄入量的减少，蛋白质和其他营养素等消化道癌保护性的营养素摄入的减少，会影响人体的抵抗力，促使肿瘤的发生。

（2）宏量营养素

·蛋白质：蛋白质的摄入过低或过高会促进肿瘤的生长。流行病学的调查表明食管癌和胃癌患者患病前的饮食中蛋白质的摄入量较正常对照组为低。日本平山雄前瞻性观察发现，经常饮用两瓶牛奶的人较不饮牛奶的人胃癌、食管癌发病率低。动物实验表明，牛奶酪蛋白对胃内致癌物亚硝胺合成有抑制作用。但动物性蛋白增加过多,常伴随脂肪的摄入增加,容易引起结肠癌,二者呈正相关。因此,蛋白质的摄入应当适量。

碳水化合物:以往认为高淀粉膳食易引起胃癌,在经济收入低的地区,人群中大多以高淀粉膳食为主。高淀粉膳食本身无促癌作用,而是高淀粉膳食常伴有蛋白质摄入偏低和其他保护因素的不足,且高淀粉的膳食和大容量相联系,这种物理因素易使胃黏膜或食管黏膜受损。

食用菌类食物及海洋生物中的多糖也有防癌作用,如香菇多糖、灵芝多糖、云脂多糖等有提高人体免疫力的作用。海洋生物中的多糖,如海参多糖有抑制肿瘤细胞生长的作用。

(3)微量营养素

维生素:流行病学研究表明,食管癌患者血浆或血清中维生素 A 和 β-胡萝卜素的含量低,相对危险度高。摄入大量类胡萝卜素可降低食管癌的危险性。维生素 C 高摄入量可降低食管癌的危险性。中国 65 个县的调查中,水果的消耗量和血浆维生素 C 的水平与食管癌的死亡率成负相关。在河南济源县 30 岁以上 1 230 人中测定维生素 B_2 的含量,食管癌组含量明显低于食管正常组。动物实验结果表明,以甲基卞基亚硝胺(NMBA)诱导大鼠食管癌时,核黄素高度缺乏组食管肿瘤的发生率为 52.9%,表明核黄素缺乏对 NMBA 诱发大鼠食管癌有促进作用。叶酸的缺乏可能有助于促癌作用,叶酸的缺乏使食管癌的危险性增加,病例对照研究 35 例食管癌血中的叶酸明显低于对照组。

矿物质:在食管癌病人的血清中均可见到铜高锌低,Cu /Zn 比值升高的现象,尤以病情恶化或有转移者更为明显。锌的摄入过低,可降低机体的免疫功能,但锌的摄入过高也会降低机体的免疫功能。锌过多还能影响硒的吸收。流行病学资料报道,锌摄入量过多可能与食管癌有关。

我国动物实验表明,硒有抑制致癌物诱发食管癌的作用。细胞培养表明亚硒酸钠可抑制食管癌细胞的生长,在预防胃癌、食管癌的人群干预中均能见到良好的效果。硒是谷胱甘肽过氧化物酶的重要组成成分,能清除氧自由基,保护细胞和线粒体酶的结构和功能,硒还有加强免疫功能的作用,因此有防癌作用。

3. 食管癌的营养治疗

(1) 膳食结构的合理和营养素的平衡　要满足各种营养素的供给量要求,选择食物要新鲜、多样化、多食含有维生素、矿物质和膳食纤维丰富的黄绿蔬菜等食物,常用具有抗氧化自由基、抗致突变、抗癌作用的食物。避免摄入油炸烟熏和腌制的食物,不食隔夜蔬菜、戒烟,不饮烈性酒,三餐按时,情绪乐观,适当体育锻炼等。

(2) 多吃蔬菜水果,补充抗氧自由基的营养素　增加非淀粉类蔬菜的摄入量可降低食管癌发生的危险性。Meta 分析显示,每日摄入 50g 生蔬菜可使该癌症发生的危险性降低 31%。非淀粉类蔬菜可能产生预防作用的可能是众多不同种类的植物性食物成分,包括膳食纤维,如类胡萝卜素、叶酸、硒、硫代葡萄糖苷、硫糖甘水解物、吲哚、香豆素、抗坏血酸盐、叶绿素、类黄酮、烯丙基硫醚、植物雌激素,其中有一些成分是很强的抗氧化剂。抗氧化剂可以消除自由基和活性氧分子,抵御氧化性损伤。但很难说清每一种物质的重要性,任何一种预防作用可能都是通过几种与致癌作用有关的途径相互作用而导致的结果。

增加水果的摄入量,可每日摄入 50 g 水果,可使该癌症发生的危险性降低 22%,每日摄入 50 g 柑橘类水果可使该癌症发生的危险性降低 30%,剂量一反应关系较为明显。水果是维生素 C 和其他抗氧化剂(如类胡萝卜素、酚类、类黄酮)以及其他具有潜在生物活性的植物化学物质的来源。抗氧化剂可以消除自由基和活性氧分子,抵御氧化性损伤。但很难说清每一种物质的重要性,任何一种预防作用可能都是通过几种与致癌作用有关的途径相互联合导致的结果。

近年来采用抗氧化自由基的营养素补充进行癌前阶段病人的预防,已取得较好的效果。食管癌病人全血及血浆中的超氧化物歧化酶（SOD）均较健康人明显降低（$P<0.001$），及血浆中的脂质过氧化物升高，说明患者的抗氧化自由基的能力降低。用维生素 A、β-胡萝卜素、维生素 C、维生素 E 及微量元素硒对癌前治疗病人有一定的预防和治疗作用。癌前阶段病人预防用抗氧化自由基营养素补充的一般剂量为：β-胡萝卜素 5～10 mg，每日 3 次，维生素 C 200 mg，每日 3 次，维生素 E 每次 20～30 mg，每日 3 次，微量元素硒每次 50 μg，每日 3 次。

（3）根据病人不同的病情和营养状态，进行营养补充　癌前阶段的病人常有不同程度的营养不足的情况，如蛋白质、维生素 B 族和维生素 C 的不足及钙的缺乏等。蛋白质的供给不足，会降低人体的免疫功能，并能使胃内亚硝胺的合成增加，蛋白质的补充可促进损伤组织的修复和提高细胞免疫功能，在补充蛋白质时适当增加大豆蛋白的比例，有利于肿瘤的预防。此外，对消化道癌前病变病人，叶酸的补充对预防肿瘤也有疗效。维生素 B_2 及钙是我国膳食中常易发生缺乏的营养素。有研究者指出，食管癌癌前病变的病人出现维生素 B_2 和维生素 C 的缺乏尤为普遍和严重，因此维生素 B_2 的补充也是重要的。

4. 化疗、放疗病人的营养治疗

化疗和放疗对进展期肿瘤病人是一种常用的治疗手段。由于他们在作用于肿瘤细胞发挥细胞毒性作用的同时亦损伤正常组织和细胞，因此，会出现副作用，影响食欲和消化道功能，给营养状况带来不良的潜在影响。

化疗或放疗的人在调整营养素平衡的同时给予补充抗氧化营养素，可减少化疗或放疗的毒副反应，如白细胞减少、脱发、恶心、呕吐等。同时 β-胡萝卜素及硒均有抑制癌基因的表达和提高人体免疫功能的作用，因此，化疗或放疗的营养辅助治疗是十分必要的。

5. 晚期病人的营养治疗

晚期病人能量消耗大于摄入。病人的营养状况极为不良，免疫功能极度下降,病人的抗氧化能力很低,血中的脂质过氧化物明显升高。舌诊中出现阴虚的舌象,舌色红绛,苔光剥,干燥乏津;严重消瘦,属极度营养不良和免疫功能及抗氧化能力下降的表现。因此,对晚期肿瘤病人的营养治疗,是提高其进食能力,提高其免疫能力及抗氧化能力;调整其他器官的功能,增加人体的抵抗力,达到延长生存期和提高生存质量的目的。根据现有资料的研究,中医中的益气养阴药含有多糖类的成分,有提高免疫功能的作用。此外,养阴药中不少药物具有较好的抗氧化抗自由基的作用,再结合营养素的供给,可以帮助纠正营养不良,且供给抗氧化的营养素,如类胡萝卜素、维生素 E、维生素 C 和微量元素硒等,有的营养素(如 β-胡萝卜素和硒)对癌基因还有一定的抑制表达作用。在纠正营养不良和提高免疫功能和抗氧化能力的基础上,如有条件可适当结合化疗或放疗,但必须严密观察其免疫功能和抗氧化能力的变化,防止其免疫功能和抗氧化能力的变化,防止其免疫功能极度低下,以免引起感染而影响预后。

食管癌与疼痛

一、疼痛概述

(一)疼痛的定义

疼痛是一个非常复杂的问题,人们经过长期的探索研究之后,才逐步对它有了正确的认识,目前学术界比较公认的定义是国际疼痛学会 1994 年提出的,即"疼痛是一种与组织损伤和潜在的组织或类似的损伤有关的一种不愉快的感觉和情绪体验"。疼痛是主观性的,您觉得痛就是痛。

疼痛是一种不可缺少的生理特征,通俗地讲,疼痛也有好坏之分,所谓"好痛",是生理性疼痛,是人体正常的防御保护机制,是对外环境伤害的躲避,如针扎手后你立即出现缩手动作;所谓"坏痛",就是病理性疼痛,如癌症引起的疼痛，它对人体损害比较大且持续时间长，其成因复杂，往往会干扰患者的正常治疗，使患者遭受无尽的担忧和身心折磨，严重影响患者的生活质量。

（二）癌痛及其特点

癌症疼痛是与癌症本身和癌症治疗有关的疼痛（包括手术治疗、放射治疗、化学治疗、生物治疗、介入治疗、热疗等），与精神、心理和社会因素相交织，是癌症患者最常见的症状之一。癌症疼痛会给患者造成痛苦，应及早、积极处理。

癌痛与普通疼痛相比，有其显著的特点：

癌痛往往程度比较剧烈。有时用"痛不欲生"来形容，一点也不为过，不少患者也有过切身的体验，这时他才想起来或家属动员他去医院就诊处理。

癌痛持续时间长。癌痛有可能伴随癌症发生、发展的全过程，往往是一个反复发生、持续存在的漫长过程，其对癌症的分期往往没有必然的联系，也就是说出现的疼痛，并不能说明你患癌症已经到了晚期。

癌痛常常会伴有心理上的变化。特别是癌症患者有了疼痛症状，如果不及时干预和处理，久而久之将会形成恶性循环，伴随紧张、焦虑、抑郁、失眠等症状，临床上我们有时也会遇到病人出现严重失眠时，因为睡眠质量差或整夜不能睡觉时，病人才来处理疼痛问题。

癌痛成因机制复杂。介于癌症发生、发展的机制复杂，故而癌痛的成因机制也复杂，往往涉及到肿瘤压迫、牵位、破坏、出血、感染等因素，所以临床上会发现患者会自行用一些一般的镇痛药，往往反映效果不好，从而进一步寻求治疗方法。

（三）癌痛的分类

根据癌痛产生的原因，可大致分为三类：

1. 与癌症本身有关的疼痛

（1）根据癌痛发生情况和持续时间可分为：

　　a. 急性痛：一般有明确的开始时间和原因,持续时间较短,病因祛除后可缓解,一般的止痛方法可控制。

　　b. 爆发痛：是一种间歇发作的剧烈疼痛,持续时间较短暂且程度剧烈,常在活动时出现,也可在夜间睡眠时突然发生。

　　(2) 根据疼痛的生理机制可分为：

　　a. 躯体痛：多位于身体表面,患者自己可以准确说出疼痛的部位,疼痛多表现为刺痛、酸痛,如骨转移和手术后疼痛。

　　b. 内脏痛：是胸腔、腹腔内器官受癌肿侵犯、压迫或牵拉所致,患者自己多不能准确说出疼痛的部位,疼痛常表现为钝痛、胀痛。

　　c. 神经痛：癌肿侵犯神经末梢或神经主干所致,表现为烧灼痛或触电样的疼痛,程度重,往往伴有感觉或运动功能丧失。

　　2. 癌症治疗引起的疼痛

　　(1) 手术后痛　与手术损伤有关,如开胸手术、乳腺癌根治术后肋间神经被切断,引起伤口处神经痛,常为烧灼样,周围皮肤痛觉过敏,活动可使疼痛加剧。

　　(2) 放射治疗后疼痛　放疗引起的局部组织炎症、软组织水肿、纤维化、坏死,加强神经损伤,如神经纤维化、脊髓损伤、直肠炎、骨坏死等,都是放疗后患者疼痛的主要原因。

　　(3) 化学治疗后疼痛　一些抗肿瘤的化疗药物可操作神经末梢,导致神经痛,常表现为麻木、疼痛,多会在治疗结束后逐渐减轻或消失。

　　3. 非癌症疾病引起的疼痛

　　三、癌痛认识上的误区

　　误区一:非阿片类比阿片类药物更安全

　　如果正确掌握阿片类药物剂量,积极防治药物的不良反应,考虑长期用药对肝肾功能的影响,阿片类药物的使用就是安全的。

相比之下,非甾体类抗炎镇痛药长期应用可引起胃肠道和肾脏毒性,并且会明显抑制血小板功能,且存在药物剂量的封顶效应。

因此,对于需要长期接受镇痛药物治疗的患者,使用阿片类药更安全有效。

误区二:只有疼痛剧烈时才能用镇痛药

事实上,对于疼痛患者,及时、按时用镇痛药才更安全有效,而且所需要的镇痛药强度和剂量也最低。另外,长期疼痛还会引起一系列生理变化,影响患者的心理健康,甚至出现交感神经功能紊乱、痛觉过敏和异常疼痛等难治性疼痛。因此应及早给予治疗。

误区三:用阿片类药物出现不良反应时应该立即停药

除便秘外,阿片类药物的副作用大多是暂时性的。阿片类药物的恶心、呕吐、过度镇静等副作用一般会出现在用药的最初几天,数日后症状多会自行消失。

对阿片类药物的副作用进行积极预防治疗,可以减轻或避免副作用的发生,使患者顺利接受阿片止痛治疗。治疗要按照医生指导进行,随意或不按时服药没有任何好处。

误区四:长期使用阿片类药物会成瘾

静脉直接注射使血内药物浓度突然增高,容易出现欣快感及毒性反应,从而易于导致成瘾,应避免。

在慢性疼痛治疗中,采用阿片类药物控释、缓释制剂,口服或经皮肤吸收给药时,可以避免血液中出现过高的药物峰值浓度,并且使治疗所需的血药浓度保持恒定,发生成瘾(精神性依赖)的危险性极小。

对阿片类药物产生耐受性或生理依赖性并非意味已成瘾,也不影响继续安全使用阿片类药物镇痛。

误区五:癌痛患者一旦使用阿片类药物就意味着无药可救

不少人以为只要癌症患者用上了镇痛药,尤其是用上了吗啡等强效止痛药,就说明已进入癌症的"终末期"。这完全是一种误解。

疼痛是癌症患者的一个最常见症状,疼痛的严重程度及是否用强效止痛药,与临床分期和疾病严重程度没有太大的关系。癌症疼痛是癌症疾病过程中的普遍现象,可以发生在任何时期。

疼痛会造成各种严重危害,无论处于癌症的哪一期,一旦出现疼痛,都应接受止痛治疗。

误区六:服药后仍有疼痛便立即换药

初次接受阿片类药物治疗时,医生往往采用较小的起始剂量,根据止痛效果逐渐调整药物剂量,要找到患者适合的有效剂量需要一定的时间。所以在止痛治疗的最初几天,疼痛可能有所控制,但不如患者和亲属所期望的那样有效,此时患者一定不能自行停药,和医生多沟通将有助于医生尽快把止痛药物剂量调整到患者适合的最佳剂量。

误区七:过早使用镇痛药物今后无镇痛药可用

癌痛作为一种疾病,应及早使用镇痛药,将癌痛控制在萌芽状态,可以避免形成难治性疼痛;镇痛药使用越早,剂量越小,效果越好。

阿片类镇痛药物无剂量限制性,可以根据病情变化调整、增加用药剂量,直至达到满意的止痛效果。

及时进行有效的止痛治疗,还可使患者摆脱疼痛困扰,以更好的状态接受抗肿瘤治疗。

误区八:每个人的镇痛药使用都一样

不是的。癌症患者的疼痛是非常复杂的,而且同样的药物在不同人身上疗效也不一定一样,需要分析每个人的疼痛原因进行有针对性的镇痛治疗,称为"个体化"的止痛治疗。个体化的镇痛治疗应成为医生、患者及家属追求的共同目标。

误区九:吃镇痛药会影响肿瘤的治疗

不会。因为止痛药只会控制疼痛,并不会影响疾病本身,更不会影响化学治疗或放射治疗的效果。控制疼痛可以使患者更有精力进行抗肿瘤治疗。

误区十：几种镇痛药混着用效果更好

癌症患者疼痛的病因复杂，所以强调药物联合止痛治疗，目的是针对疼痛产生的不同机制或是利用不同类型止痛药物的不同作用特点进行综合治疗，但一般不主张同时使用相同作用机制的几种药物，因为相同作用机制的药物混用有可能会导致镇痛疗效不增加，而不良反应增加的现象。

四、食道癌与疼痛

食道癌疼痛的原因可能与下列因素有关：

1. 肿瘤本身引起的疼痛

主要是由于癌细胞侵及、破坏食管壁或引起食管深层溃疡而导致疼痛；若肿瘤引起食管周围炎、纵隔炎以及邻近器官和组织也可引起疼痛；如肿瘤发生转移，亦可引起相关组织器官发生疼痛。

2. 侵入性诊断检查常常也可引起疼痛。

3. 抗癌治疗中所引起的疼痛

主要是手术切口疼痛，肋间神经受损引起的疼痛，以及放化疗引起疼痛等。外科手术、术后放射治疗与化疗相结合等结合的治疗方法已成为现代食管癌治疗的主流。但无论哪种方法，在治疗过程中及治疗后，不可避免地会出现一系列副反应，影响病人的生活质量，疼痛为其症状之一。

（1）手术治疗　食管癌手术后胸部切口处疼痛最常见，因为相关神经受损所致，也可因为肌肉，骨骼正常解剖位置紊乱引起功能失调所致。表现为刀疤处酸痛及皮肤麻木，并随天气的变化，劳累或心情低落而加重，有自愈者，亦有间断疼痛2～3年或更长时间。

（2）化学治疗　食管癌的化疗过程中，由于使用的化疗药物不同，所致疼痛机制也不同，故表现亦不尽相同。

（3）放射治疗　食管癌局部放射治疗后可引起不同程度的放疗并发症，常见为肺损伤，包括急性放射性肺炎和后期肺纤维化，心脏损害和脊髓炎。

4. 心理因素

疼痛受心理因素影响非常大。焦虑、紧张或恐惧时，对疼痛的耐受力低，而身体放松、心情愉快时，对疼痛的耐受力就相对高。晚期癌痛患者一般都有不同程度的心理问题，主要表现为焦虑、抑郁、害怕、失眠、恐惧、绝望、孤独感和承受能力的降低。有时患者的疼痛病情并非十分严重和难于控制。然而，伴随患者的不良心理反应却可能使患者感到疼痛难以忍受，如果治疗不及时，将可能在癌症患者的心理和躯体之间形成恶性循环，从而导致严重的身心障碍。

五、食道癌疼痛的治疗

癌痛并不是癌症发展到晚期的标志，癌症早期也会出现疼痛，积极的镇痛治疗可以使大部分的癌痛得到控制，并有助于改善患者的情绪、舒适度、睡眠和食欲以及患者的体质和免疫力，有机会接受更好的治疗。目前常见的治疗方法有：

（一）药物治疗

药物是控制和缓解癌痛最主要的方法，80％以上的癌痛患者，通过药物疼痛可以得到良好缓解。

治疗方案的具体实施方法是在对癌痛的性质和原因作出正确的评估基础上，根据患者疼痛的程度和原因选择相应的镇痛药物及辅助药物，规范的镇痛治疗应遵循五大原则：①口服给药，尽可能避免创伤性给药途径，如肌肉注射或静脉给药等。②按时给药：固定给药时间，而非需要时才给药。③按阶梯用药：按照三阶梯治疗原则合理使用，先进行疼痛评估，再决定选择从哪一个阶梯药物用起。④用药个体化，重视人体差异性，特别注意具体患者的实际疗效及副反应。⑤注意具体细节：密切观察其疼痛缓解程度并积极预防和处理不良反应。

1. 主要药物

（1）非甾体类抗炎药　用于轻中度疼痛治疗。代表用药是对乙酰氨基酚。其他常用药物包括：吲哚美辛、布洛芬、双氯芬酸钠、塞来昔布等。

（2）弱阿片类药　用于中度疼痛治疗。代表用药是可待因。其他常用药物包括：可待因、曲马多、氨酚曲马多、氨酚羟考酮等。

（3）强阿片类药　用于重度疼痛治疗。代表用药是吗啡。其他药物包括：羟考酮、芬太尼贴剂、美沙酮等。

（4）止痛药用药剂量的调整

初次用药后 24 小时需要重新评估疼痛程度。计算 24 小时用药总量，将其作为次日按时给药量，并根据病情继续调整止痛药剂量，直至满意止痛。

剂量调整注意事项：

①最好在 24～72 小时内调整至较理想止痛用药剂量。

②剂量增加幅度：疼痛程度≥7，增加剂量 50%～100%，疼痛程度 5～6，增加剂量 25%～50%，疼痛程度≤4 增加剂量 25%。

③调整剂量应同时调整按时给药和必要时给药的用量。

④当扑热息痛及非甾体类抗炎药用量超过最高日限量时，应只增加阿片类药物的用药剂量。

⑤待剂量调整至基本满意控制疼痛时，将按时给药的药物改为缓释片或控释片，同时仍备用阿片类即释片作为必要时用药。

⑥疼痛程度<4 或副反应严重时减量。

⑦大多数长期服用阿片类止痛药的癌症疼痛病人用药剂量相对恒定，如果用药剂量突然较明显变化，应重新评估疼痛及病情。

⑧老年人及肾功能不良者使用阿片类药物的初始剂量应低，剂量调整增加幅度也不宜过大。

2. 阿片类镇痛药

阿片类镇痛药又称麻醉性镇痛药,是一类能消除或减轻疼痛并改变对疼痛情绪反应的药物。除少数作用弱的药物外,此类药物若使用不当多具有成瘾性,但规范化用于临床止痛导致成瘾极为少见。

(1)常用阿片类药　根据阿片类药的镇痛强度,临床分为强阿片药和弱阿片药。弱阿片药如可待因、双氢可待因,强阿片药包括吗啡、羟考酮、芬太尼等。弱阿片药主要用于轻至中度癌痛的治疗(表 4 - 1),强阿片类则用于中至重度癌痛的治疗(表 4 - 2)。不同的阿片类药物以及不同的给药途径可以进行等效换算(表 4 - 3)。

表 4 - 1　弱阿片类药物药常用剂量及持续时间

药　　物	半衰期	常用剂量 (mg/4～6 h)	给药途径	作用持续 时间(h)
可待因	2.5～4	30	口服	4
氨酚待因 (对乙酰氨基酚 0.5 g＋可待因 8.4 mg)		1～2 片	口服	4～5
氨酚待因 II 号 (对乙酰氨基酚 0.3 g＋可待因 15 mg)		1～2 片	口服	4～5
双氢可待因复方片 (对乙酰氨基酚 0.5 g＋双氢可待因 10 mg)		1～2 片	口服	4～5
强痛定		30～60 50～100	口服 肌注	8
曲马多		50～100	口服	4～5
氨酚羟考酮片 (对乙酰氨基酚 0.375 g＋羟考酮 5 mg)		1 粒	口服	4～6

表 4 - 2　强阿片类药物常用剂量及持续时间

药物	半衰期(h)	常用有效剂量	给药途径	作用持续时间(h)
盐酸吗啡	2.5	5～30 mg/4～6 h	口服	4～5
		10 mg/4～6 h	肌注、皮下	
硫酸(盐酸)吗啡控释片		10～30 mg/12 h	口服	8～12
芬太尼透皮贴剂		25～100 ug/h	透皮贴剂	72
美沙酮	7.5～48	10～20 mg/次	口服	1～12
盐酸羟考酮控释片	4.5～5.1	10 mg/12 h	口服	8～12

表 4 - 3　阿片类药物剂量换算表

药物	非胃肠给药	口服	等效剂量
吗啡	10 mg	30 mg	非胃肠道：口服＝1：3
可待因	130 mg	200 mg	非胃肠道：口服＝1：1.2
			吗啡(口服)：可待因(口服)＝1：6.5
羟考酮		10 mg	吗啡(口服)：羟考酮(口服)＝1：0.5
芬太尼透皮贴剂	25 ug/h(透皮吸收)		芬太尼透皮贴剂 ug/h,q72 h 剂量＝
			1/2×24 小时口服吗啡 mg/d 剂量

专家提醒：正确处理癌性爆发痛

在规律使用止痛药物并使疼痛得到控制后再次疼痛的突然出现或者加重称为爆发痛。爆发性癌痛以散在发生、瞬间疼痛加剧为特征,疼痛强度可超出患者已控制的基础疼痛水平。已有研究显示,爆发性癌痛平均发作时间为 30 分钟(1～240 分钟),64％的爆发性癌痛持续时间低于 30 分钟,87％事件性疼痛低于 60 分钟。爆发性癌痛虽有平均 30 分钟的自限性,但其疼痛强度可由中度疼痛快速达到剧烈疼痛。如果 24 小时内爆发痛次数超过

3 次，则说明全天规律止痛治疗方案需要调整，而非一味的临时用药处理爆发痛。

处理爆发痛的吗啡量(口服)＝全天吗啡用量的 10％ ～ 20％

（2）常用阿片类药

①吗啡　吗啡是目前使用最为广泛的阿片类药物之一，因其止痛效果确切、价格低廉而被世界卫生组织（WHO）推荐为阿片类镇痛药物的标准用药，通常也作为其他阿片类药物临床评估的参考。

吗啡口服易吸收，由于肝脏和消化道的首过效应，只有 30～40％吸收入血，控缓释制剂与即释制剂生物利用度相近，直肠给药生物利用度变异比较大。皮下、肌肉和静脉注射吗啡无首过效应，生物利用度接近 100％。

吗啡的中枢神经作用同其他阿片类药物类似，包括镇痛、镇静、镇咳以及呼吸抑制、瞳孔缩小、恶心呕吐、尿储留等。

口服即释吗啡主要用于癌性爆发痛的控制以及控缓释剂的剂量滴定。不推荐长期间断使用静脉、皮下和肌肉注射吗啡用于缓解癌痛。

②羟考酮　羟考酮控释剂采用了精确的控释技术，可以让 38％的羟考酮从控释片中快速释放，随后其余 62％的羟考酮持续缓慢的释放，因而不仅起效快(1 小时内起效)而且持续作用达 12 小时。

羟考酮控释片适用于中到重度的癌痛病人，无封顶剂量。起始剂量取决于疼痛强度或参考目前服用的阿片类药物剂量进行剂量转化。羟考酮的不良反应发生率与药物剂量、基础疾病、病人对阿片类药物的耐受能力等相关，最常见的不良反应(＞5％)包括便秘、恶心、嗜睡(以上＞20％)，眩晕、呕吐、瘙痒(以上＞10％)、头痛、口干、出汗和乏力。

氨酚羟考酮为羟考酮的复方制剂，每片含羟考酮 5 mg$^+$对乙酰胺基酚 325 mg，为即释剂型，起效时间 20～30 min，约 2～3 h 达峰浓度，作用持续时间 4～6 h，由于含对乙酰胺基酚，考虑到肝脏毒性，一般每日最大量≤6 片，适用于轻、中度癌痛的控制。

③芬太尼透皮贴剂　芬太尼透皮贴剂(商品名为多瑞吉)经过皮肤药物不断被吸收入血液循环。在首次使用贴剂后 6～12 小时，逐步开始出现镇痛作用，一般 24 小时达峰浓度，且在整个 72 小时期间保持稳定。

芬太尼透皮贴剂适用于中、重度癌痛患者，尤其适用于不能进食，吞咽困难，重度恶心呕吐，或用吗啡等强阿片类药物出现严重便秘副反应的患者。芬太尼透皮贴剂是吗啡口服制剂的理想替代物，是癌痛第三阶梯的推荐用药之一，长期用药疗效稳定，耐受性好。芬太尼透皮贴剂的不良反应与吗啡等阿片类药相似。

> 使用芬太尼透皮贴剂的注意事项：
>
> · 粘贴部位应为上臂或躯干无毛平坦区，清洁并干燥皮肤；
>
> · 启封后立即使用；
>
> · 务必使药膜与皮肤粘贴平、牢固，以免影响药物吸收；
>
> · 更换时一定要将旧贴摘除，不能舍不得摘除而与新贴一起使用；
>
> · 更换新贴可换用其他地方粘贴；
>
> · 粘贴部位不能加热(如取暖器、电热毯等)，否则会加速药物吸收，易造成不良后果；
>
> · 足够的剂量一般可维持 72 小时，但有些患者可能需要每 48 小时更换。

3. 曲马多

曲马多是一种作用机制比较特殊的中枢镇痛药。因其成瘾性和药物依赖性低，克服了传统止痛药物的缺点，适用于各种中重度癌性疼痛，被 WHO 列为癌痛三阶梯止痛治疗的第二阶梯推荐药物。

曲马多最常见的副作用为恶心、呕吐，预先给予止吐药(胃复安)可以预防；曲马多引起头晕、便秘、镇静、耐受和依赖的发生率比阿片类药物要低，且程度较轻；曲马多仅在肾功能衰竭者因 M1 代谢产物蓄积才可能导致呼吸抑制，通常情况下曲马多并无呼吸抑制之虞。氨酚曲马多是曲马多与对乙酰氨基酚的复合制剂。

4. 对乙酰氨基酚和非甾体类抗炎药

对乙酰氨基酚和非甾体类抗炎药是一类具有解热、镇痛、抗炎、抗风湿、抗血小板聚集作用的药物。

（1）对乙酰氨基酚　是临床常用的解热镇痛药，单独应用对轻至中度疼痛有效，与阿片类或曲马多或非甾体类抗炎药药物联合应用，可发挥镇痛相加或协同效应。

（2）非甾体类抗炎药　非甾体类抗炎药是 WHO 癌痛三阶梯药物镇痛指南推荐的第一阶梯药物，也是另外两个阶梯的重要辅助用药，常用的非甾体类抗炎药物的剂量和作用时间见表 4－4 和表 4－5。但其对重要脏器的毒性作用，主要是胃肠道、肾脏和血小板功能的影响也不应忽视，有些高危因素（表 4－5）应慎用甚至禁用 NSAIDs。

表 4－4　常用的口服非甾体类药物

药　物	每日最大剂量(mg)	每次剂量(mg)	次/日
缓释布洛芬	2400～3600	400～600	1～2
缓释双氯芬酸	75～150	25～50	1～2
美洛昔康	7.5～15	7.5～15	1
塞来昔布	200～400	100～200	1～2
依托考昔	120	30～120	1～2

表 4－5　使用非甾体类药物的高危因素

年龄＞60 岁（男性易发）

原有易损脏器的基础疾病：上消化道溃疡、出血史；缺血性心脏病或脑血管病史（冠状动脉搭桥围术期禁用，脑卒中或脑缺血发作史慎用）；肾功能障碍；出、凝血机制障碍（包括使用抗凝药）

同时服用皮质激素或 ACEI 及利尿剂

长时间、大剂量服用

高血压、高血糖、吸烟、酗酒

非甾体类药物用于癌痛治疗时需注意：

①轻度非炎性疼痛时，首选对乙酰氨基酚止痛，疗效不佳或合并炎性疼痛时再考虑使用 NSAIDs 治疗，任何 NSAIDs 均不宜长期、大量服用，以避免毒性反应。

②NSAIDs 均有"天花板"效应，故不应超量给药；此类药物的血浆蛋白结合率高，故不同时使用两种药物，但一种药物效果不佳，可能另外一种药物仍有较好作用。

③无胃肠道溃疡或出血的危险因素时，可用非选择性 COX 抑制剂，酌情考虑是否同时给予质子泵抑制剂。长期服药应首选选择性 COX—2 抑制剂 NSAIDs，在老年人使用前应评估心血管事件的风险。

④存在 NSAIDs 高危因素时应避免使用。除禁忌症（慢性肾功能不全、冠状动脉搭桥术后）外，如确需 NSAIDs 治疗的，应定期监测血压、尿素氮、肌酐、血常规和大便隐血。

5. 辅助用药

（1）抗抑郁药与抗惊厥药　癌症相关性神经病理性疼痛是导致顽固性癌痛最主要的原因之一，也是令癌痛患者最为痛苦的事件之一。抗抑郁药与抗惊厥药疼痛药物是控制癌性神经病理性疼痛主要的手段之一。临床实践证实，阿片类药物联合使用抗抑郁药或/和抗惊厥药，可以有效缓解癌性神经病理性疼痛，并可以减少前者的用量。常用抗抑郁药和抗惊厥药用量用法见表 4 - 7。

表 4 - 7　常用抗抑郁药和抗惊厥药用量用法

药　物	起始剂量(mg)	增量方法(mg)	剂量范围(mg/天)	服用方法(次/日)
阿米替林	12.5 /睡前	12.5 /5～7 天	25～100	1～2
多　虑　平	25 /睡前	25 /5～7 天	25～100	1～2
文拉法辛	75 /天	75 mg/>4 天	75～225	1～2
度洛西汀	20 /天	20/>4 天	20～120	1～2
奥卡西平	300 /天	300/3～4 天	900～1800	1～2
加巴喷丁	第 1 天 300　1/日 第 2 天 300　2/日 第 3 天 300　3/日	300/3～4 天	900～3600	2～3
普瑞巴林	150/天	300/3～7 天	300～1200	1～2

　　(2) 抗焦虑药　解除癌痛病人的烦躁、激动、恐惧、失眠等焦虑状态是癌痛治疗的重要内容。苯二氮卓类药的抗焦虑作用较明显,其遗忘效果有利于焦虑的缓解。其中地西泮和咪达唑仑较常用,失眠者宜选用半衰期长者,如劳拉西泮或硝西泮,后者睡前服用 5～10 mg 催眠效果好。对于严重焦虑症状例如出现幻觉应给予吩塞嗪类或丁酰苯类强效药物,前者常用氯丙嗪和甲氧异丁嗪,后者主要用氟哌啶醇。氟哌啶醇的抗精神病作用较氯哌啶强,且持续时间长,但锥体外系反应发生率高。

　　(3) 甾体类抗炎药　此类药物可减轻肿瘤周围软组织肿胀和水肿等炎性反应,对脑转移瘤造成的颅内压升高性头痛和肝转移瘤造成的上腹部疼痛,甾体类药物有缓解疼痛的效果。对阿片类药物部分敏感的疼痛如肿瘤压迫或浸润神经造成的神经病理性疼痛,在给阿片类药的同时,应加用甾体类药物,能增强其镇痛作用。甾体激素可阻断感受伤害信息传入的 C 纤维,抑制磷脂酶 A2 的作用,而此酶与细胞膜受损、细胞水肿和致痛物质释放有关,故有一定的直接止痛效果。强的松龙和地塞米松是二种常用的甾体激素,后者作用更强。但甾体类药物必须用最短时间、最小剂量,而且高血压、糖尿病、溃疡病与肺结核患者应慎用或禁用。

(4) 双磷酸盐类药　双磷酸盐类用于治疗肿瘤引起的高血钙症,肿瘤骨转移引起的疼痛,肿瘤骨转移引起的骨并发症作用肯定。国内目前使用于骨转移双磷酸盐类药物有唑来膦酸伊班磷酸、帕米磷酸二钠、氯屈磷酸二钠等,双磷酸盐常见的副反应为低热、恶心呕吐、急性可逆的肾功能衰竭和低钙血症,其中肾毒性是最重要的不良反应。

专家提醒:鼓励患者无创给药,尽量不使用针剂

(1) 静脉注射和肌内注射起效很快,对于急性疼痛效果好。这种注射会有一个血内药物浓度的高峰,在高峰时患者会产生欣快感,吸毒者的药物依赖就是来源于这种欣快感。但是等到血内药物浓度的高峰过去,药效也就基本没有了。

(2) 随着全世界对疼痛治疗的重视,新发明的一些麻醉性止痛药,更关注剂型和给药途径的改变。在一定剂量内,空缓释制剂口服后,能缓慢吸收,就不会产生欣快感,麻醉药品对吸毒者就没有意义了。同时也有即释片剂,口服后能耐迅速起效,可以在一定程度上替代针剂。

专家建议:哌替啶(杜冷丁)不能用于癌痛控制

哌替啶已经不再用于癌症镇痛。原因有二:①哌替啶的代替产物在体内蓄积,会导致神经系统毒性,产生抽搐、癫痫大发作等;②哌替啶肌注产生高血药浓度,从而导致其成瘾。使用哌替啶治疗癌痛是错误的。

6. 主要不良反应的防治措施

(1) 便秘　使用阿片类药物的患者,都应同时进行预防性通便药物治疗。预防便秘应努力克服形成便秘的可逆因素:

①多饮水。

②使用高纤维食品,如水果、新鲜蔬菜等。

③适当运动,腹部按摩,培养定时排便习惯。

④乳酸菌、双歧杆菌、多酶片、大豆低聚糖等有助消化及排便。

⑤预防性地给予通便药物治疗。

⑥交替使用少量缓泻剂，如番泻叶、芦荟、麻仁丸、比沙可啶等。

便秘是阿片类药物的常见不良反应，且有可能贯穿整个治疗的全过程，特别是老年人，目前通便药物种类较多，应慎重选择，以减少通便药物带来的不良影响。

· **容积性泻药**：主要有硫酸镁、乳果糖等。它们是通过减少肠道水分吸收而达到通便作用，但在阻止水分吸收的同时也会使电解质吸收减少，过量应用可出现水电解质丢失。故对于严重肾病、肝病及心脏疾病的患者应慎用，以防止因电解质紊乱出现意外。

· **刺激性泻药**：代表药物是果导片、番泻叶、比沙可啶等。这类药物主要通过对肠黏膜刺激使肠蠕动增加，并阻止肠液吸收，起到通便作用。常用于临时性通便，不可长期应用。长期应用最常见的副作用为药物性肠炎，表现为腹痛、腹泻，对于炎症性肠病、肠道出血及缺血性肠疾病不宜使用。

· **润滑性泻药**：主要有甘油、石蜡、开塞露等。它们通过润滑肠道、软化粪便使大便容易排出，可口服和肛门给药，不良反应较轻，但大剂量口服易出现较重腹泻，引起脱水致体内液体失衡。肛门给药不当还有引起直肠黏膜坏死的危险。

· **中成药**：主要有黄连上清丸、三黄片、麻仁丸、五仁丸、复方芦荟胶囊等，中药是我国便秘防治的一大特色，治疗前先应辨证施治，合理选择。长期应用中成药防治便秘应注意药物的毒性反应。

当您出现便秘时，应仔细分析原因，兼顾针对症状和病因的治疗。一味使用通便药物而不纠正病因，是不能达到理想治疗效果的，尤其是老年人更应注意这点。

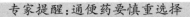

专家提醒：通便药要慎重选择

• 粪便软化剂中的渗透性通便药物多不能通过肠道吸收，可在肠道形成高渗透环境，吸收场外水分，导致肠内容积增加，刺激肠壁，引起蠕动增加，促进排便。因此，这列药物容易加重或导致电解质紊乱，破坏癌症患者，特别是重症晚期患者本已脆弱的内环境，应予慎重使用。

• 常用的泻盐有镁制剂和钠制剂，如氢氧化镁或镁乳等，有肾脏损伤者应避免。

• 有水肿、心功能不全或高血压的患者应避免使用钠盐制剂，如磷酸钠盐。

• 乳果糖易导致腹胀、腹痛，应避免频繁或长期使用。

（2）恶心、呕吐　恶心、呕吐的发生率比便秘低得多，预防措施包括：

①饮食宜清淡，不可过饱，可少食多餐。

②常用止吐药物：a. 促进肠胃蠕动药物 b. 糖皮质激素和氟哌啶醇 c. 中枢性止吐药物。

③对不能耐受的严重反应，可更换阿片类药物品种或减量。

④可选用其他治疗方法，如一些非药物的方法包括针灸、指压、电针刺激等。

（3）嗜睡

①初次药物剂量不宜过大，尤其对老年人及重危患者。

②规范地进行剂量调整，遵循逐步增减剂量的原则。

③如果出现持续性嗜睡或意识模糊者，可减少阿片类药物剂量或换用另一种阿片类药物。

（4）尿潴留

①听流水声，诱导自行排尿。

②温水冲会阴部。

③膀胱区按摩或针灸疗法。

④导尿：应为一次性导尿，而非持续性导尿。即导出尿液后就拔掉导尿管，以后定时排尿。

（5）皮肤瘙痒

①可以使用抗过敏制剂，如：苯海拉明、息斯敏等。

②地塞米松等皮质类固醇对缓解皮肤瘙痒也有一定效果。

③外用药：如炉甘石洗剂等。

（6）呼吸抑制

①停止给予阿片类药物，如果使用贴剂应立即揭除，避免药物继续吸收。

②立即吸氧。

③疼痛强烈刺激：疼痛是呼吸抑制的兴奋剂，只要患者有痛感、清醒就不会呼吸抑制。静脉注射纳洛酮，以后用纳洛酮静脉滴注，调控速度使之改善呼吸又不对抗止痛作用。

（二）非药物治疗

非创伤性物理治疗和心理治疗，有助于缓解部分病人的疼痛，并可能改善他们的生活质量。

1. 物理治疗

（1）提供睡眠、沐浴和行走支持。

（2）指导患者调整体位。

（3）物理治疗。

（4）节约生命能量，放慢生活步调。

（5）按摩。

（6）冷热敷。

（7）经皮神经电刺激。

（8）针灸或穴位按压。

（9）超声刺激。

2. 心理学治疗

调整情绪和行为的心理学治疗有助于癌症疼痛的治疗，有以下几种方法：

    （1）想象／催眠。

    （2）分散注意力训练。

    （3）放松训练。

    （4）积极应对训练。

    （5）认知行为训练。

    （6）精神关怀。

    心理因素与健康关系密切，情绪的变化可诱发多种疾病，包括癌症。患者应该学会自我调适，并注意以下几点：

    （1）要有生活的信心。只有树立了这种信念，才能保持乐观情绪，发挥主观能动性，提高机体的抗病能力。

    （2）要学会缓解紧张情绪。方法很简单，主要是静坐，放弃杂念。

    （3）可以适当的渲泄。有话、有气千万不要憋在肚子里，可在适当的场合和对适当对象进行倾诉。必要时可向心理医生求助。

    （4）做力所能及的工作。工作是一种心理寄托，也是心理安定的要素，可分散和转移注意力。

    专家提醒：以下放松训练可自己做

呼吸和肌肉绷紧术：

    ①深呼吸。

    ②同时绷紧肌肉，比如紧闭眼睛、皱眉或咬紧牙关，让胳膊和腿保持绷紧，或者用胳膊抱腿成球、越近越好。

    ③屏住呼吸，保持肌肉绷紧1～2秒。

    ④呼气，放松身体。

缓慢而有节律的呼吸：

    ①闭上眼睛，想象一种平静的画面，缓慢深呼吸。

    ②吸气，绷紧肌肉；呼气，放松肌肉，感觉紧张消失。

    ③保持放松，缓慢、舒缓的呼吸，每分钟呼吸9～12次，缓慢、有节奏，你可以自己默念"吸，1，2；呼，1，2"。

    ④如果觉得喘不过气来，深呼吸一下，再继续缓慢呼吸。

    ⑤每次呼气时，感觉自己放松，变得柔软；继续缓慢、有节奏的呼吸，持

续 10 分钟。

⑥结束,默默地、缓慢地数 3 下,睁开眼睛,对自己说"我感觉非常放松",慢慢开始其他活动。

还可以加上以下训练:

①用耳机听舒缓、熟悉的音乐。

②缓慢呼吸时,慢慢地、交替放松身体的不同部位,从脚开始一直到头。

③每次呼气时,把注意力集中在身体的特殊部位,感觉它在放松,尝试想象紧张正在从这个地方被排出去。

④使用放松训练的录音带,里面有如何放松的步骤。

3. 微创介入治疗

当患者病情允许时,应争取行手术、放疗及化疗等抗癌治疗,以利更有效地控制疼痛。对于顽固的局限性剧烈疼痛。可考虑行神经阻滞或神经松解手术等治疗。当使用大剂量强效阿片类药物和辅助镇痛药仍难以控制癌痛或副作用明显患者又无法耐受药物治疗时,介入治疗不失为一种可供选择的方法,也是药物治疗的重要辅助镇痛措施。

(1)神经阻滞 一般适用于有特定神经支配的区域性癌痛。可根据癌痛的神经分布定位穿刺点,选择周围神经阻滞和椎管内阻滞。单次神经阻滞作用时间有限,因而很少用于治疗癌痛。随着技术的进步,现在可以在超声引导下,通过神经电刺激仪定位,将注药通道(导管)放置到传导癌痛的相应的神经丛或神经干附近实施持续镇痛。

硬膜外间隙置管后可将药物输注通道植入体内连接微量镇痛泵可持续注入低浓度局麻药和 /或阿片类药物,也可采用手工分次注入或患者自控镇痛技术。缺点是病人行动不便,反复多次给药,硬膜外感染机率高,且局麻药产生快速耐受,故通常用在生命的晚期。

(2)神经毁损 常用的神经破坏药为乙醇和苯酚。蛛网膜下腔和硬膜外腔神经毁损术是将神经破坏药注入蛛网膜下腔或硬膜外腔,阻滞脊神经的传导而产生节段性镇痛的方法。虽然镇痛效果确切,但并发症亦较多。且需由有经验的专科医师操作。

(3)鞘内药物输注系统 植入性电子药物输注泵,通过植入体内的电脑程控式输注泵将阿片类药物直接注入蛛网膜下腔,作用于中枢阿片类受体,从而有效缓解疼痛。由于所需吗啡剂量只相当于口服剂量的 1 /300，避免了成瘾性，同时根据疼痛类型调节输注模式，长期有效的控制疼痛，可明显的改善患者生活能力，提高患者生存质量。

（三）食道癌疼痛患者的居家指导

1. 家属要向医生了解哪些问题

①每种药物的基本特点，应该观察什么作用？

②每种药物怎么服用？饭前还是饭后服？药片可以碾碎服用吗？

③治疗持续性疼痛的药物和治疗爆发痛的药物有什么区别？分别什么时间服用？如果持续性疼痛在下次给药时间还没到时加重怎么办？如果患者爆发痛不能很快缓解怎么办？

④如果及早、按时服药了但疼痛不缓解怎么办？是增加服药剂量还是看医生？

⑤患者半夜痛醒怎么办？

⑥应该留意什么副作用？出现什么样的副作用时需要疼痛医生帮助？

2. 如何向医生描述癌痛

有些人觉得疼痛很难向别人描述清楚，但是若能试着去用文字把它表达出来，别人就更能知道你的感受。您可以尝试从以下几个方面描述您的疼痛。

①什么地方痛？一个地方还是全身？

②什么时候开始痛的？是持续性疼痛还是间断性疼痛？

③是什么样的疼痛？尖锐的刀割样疼痛？还是钝痛？隐痛？

④疼痛有多严重或有多强烈？

⑤什么情况下会觉得更痛？

⑥曾试过什么方法来换届疼痛？哪些有用？哪些无效？

⑦疼痛是一直持续的吗？若不是，一天或一星期痛几次？

⑧每一次疼痛持续多久？

⑨吃过什么镇痛药吗？

3. 家属如何照顾癌痛患者

在癌性疼痛治疗的过程中，为患者解除痛苦，患者家属耐心细致的家庭照护是十分重要的。

①正确可靠地评估患者的疼痛，协助医务人员制定出合理的治疗方案。

②对患者进行教育及解释，改变患者对药物副作用及耐受性的错误认识，鼓励患者享受人的尊严及权力。

③帮助患者了解疼痛产生的原因，服用的药物及服药时间，告诉患者为什么必须按时用药物，以及药物有可能产生的副作用及其防治。

④帮助患者正确用药，选择合适的药物及用药方法，尽量避免患者休息时用药。

⑤评估治疗方法对减轻疼痛的效果，及时地向医生报告。

⑥副作用的防治，如便秘、恶心、呕吐等。

⑦给患者创造一个舒适的环境，帮助患者取得一个舒适的体位等。给患者以安慰、解释及鼓励，使其从精神上摆脱对疼痛的恐惧、增加对生活的希望。

4. 在家里服用镇痛药要注意哪些问题

①镇痛药不要放在小孩能够拿到的地方。

②不同的药物不要放在一起。

③药名、剂量、用法都要在瓶签上写清楚。

④没有征得医生的同意，不要轻易改变药物剂量。

⑤如服用液体镇痛药，应使用有刻度的药杯，以准确用药。

⑥口服镇痛药的前后不要饮酒，因为酒精可以增加镇痛药的毒性。

（四）患者及其家属的宣传教育

在食道癌癌痛的治疗过程中，患者及家属的理解和配合至关重要。要有针对性的开展镇痛知识教育，使其认识到镇痛治疗是肿瘤综合治疗的重要部分，忍痛对患者有害无益；多数癌痛可通过药物治疗有效控制，镇痛治疗时常需按时服药，一种药物无效时，其他药物也可有效；要在医务人员知道下进行镇痛治疗，患者不宜自行调整镇痛药剂量和镇痛方案；吗啡及其同类药物是癌痛治疗的常用药物，在癌痛治疗时罕见成瘾现象，此类药物属管制药物，应确保安全放置；镇痛治疗时药密切关注疗效和药物的副作用，随时与医务人员沟通，定期随访或复诊。患者教育主要包含以下内容：

1. 正确引导患者认识癌症，使其认识到癌症并非不可战胜，癌症也是"慢性病"，树立积极治疗和战胜癌症的信心。

2. 告知患者及家属：疼痛时可以缓解的。传递鼓励与信心，承诺与患者并肩作战。

3. 对患者和家属进行疼痛及其治疗方面相关知识的教育。教育他们如何应用疼痛评估工具、如何表达疼痛，让那些不愿意报告疼痛、害怕成瘾、担心出现不良反应的患者解除疑虑和担忧，保证疼痛治疗的有效性，同时知道患者进行疼痛的自我管理。

4. 明确患者的权利和责任：患者有对疼痛作主诉、对治疗有知情权、获得有关疼痛和镇痛手段的信息、接受疼痛治疗的权利。患者也有义务向主治医护人员说明希望了解的疼痛和疼痛管理知识；同主治医护人员详细交谈镇痛方法；当确定疼痛管理计划时配合主治医护人员；出现疼痛时及时通报；协助主治医护人员评估疼痛情况。

5. 对癌痛患者家属的指导：学会对患者进行教育及解释，改变患者对药物副作用及耐受性的错误认识，向患者说明服用药物及服药时间，告诉患者为什么必须服用药物，以及药物有可能产生的副作用及其防治。评估治疗方法对减轻疼痛的效果，及时地向医生报告，提出合理的建议，及时地调整治疗方案。对于患者心理精神障碍，给予支持、解释及鼓励，时期增加对生活的希望，并积极与医护沟通消除患者精神痛苦。

6. 死亡教育：对不同年龄、性格、文化水平、设计经历、病程长短的患者，采取不同的教育方式和教育内容，帮助患者正确认识生、老、病、死这一自然规律，认识到生命真正价值在于质量，最终达到帮助患者摆脱对死亡的恐惧和不安、平静面对死亡的目的。

7. 应当承认，在癌症的治疗中，目前的医疗水平还不能解决所有问题。进行癌痛治疗的同时积极关注患者的精神心理问题，并采取相应对策，是治疗更加人性化，是患者的身心健康得到最大程度的保护。

总之，要建立伙伴式医患关系，医生要有足够的耐心聆听并对患者的提问做出适宜的回答，减少患者因为医患间信息不对等而产生焦虑和抑郁。因为为癌痛患者创造轻松、热情的氛围，让患者能像正常人一样融于社会，鼓励患者克服孤独、绝望等不良情绪，积极参加各种社区活动，努力为家庭和社会做些力所能及的事情，让参与和奉献的快乐化解身体的疼痛。

第五篇　远离食管癌

——有效预防食管癌

天空的幸福，

是它穿着一身休闲、写意的蓝；

河流的幸福，

是它拥有水晶般的清澈与透明；

森林的幸福，

是它用绿色的环境孕育着无数生命……

我们幸福了吗？

为行动注入我们心的力量

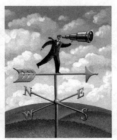

ing people，touching lives

　　E 先生,58 岁,内蒙古人,平常身体很好,连感冒都很少有,朋友都很羡慕他,说要我像你一样健壮就好了,E 先生也很自信。不过 2010 年初开始总觉得有东西卡在食管上,有时候不经意地咽一下口水,也会觉得胸疼。去医院竟被诊断患了食管癌。

　　E 先生怎么也想不到,自己身体这么好,怎么会患上癌症呢? 躺在病床上,E 先生还不停回顾自己的患病"历程":

　　"我平时注意锻炼身体,抽烟喝酒都不是很厉害,可以说生活方式很健康呀。"不过当 E 先生那经验丰富的主治医生问他吃东西有什么喜好的时候,E 先生说出了一个许多食管癌患者的共同"爱好":喜欢吃烫的食物。

　　内蒙古人都有喝早茶的习惯,但是 E 先生的习惯与众不同,他特别喜欢烫的,越热越好。早上起来喝上一杯"烫心"的早茶对 E 先生来说简直就是一种享受。火锅,也是 E 先生的最爱。E 先生说内蒙古人吃火锅是一种习惯,而且自己特别喜欢吃烫的火锅,越是烫的越觉得有味道。自己的这些习惯已经成了生活的一部分,从来没有觉得不健康。相反,还觉得烫的食物对身体有益处。

　　E 先生到医院做了食管镜之后,被诊断患上了食管癌。在经历了近 5 个小时的手术后,E 先生的病灶被完整切除。虽然获得了有效的医治,但是主治医生提醒 E 先生,预防胜于治疗,应该改变一下不健康的生活方式了。

　　我国是食管癌的高发国家,发病率和死亡率均居世界之首。全世界每年食管癌新发病例 40 多万,约有 25 万发生在我国,占全部食管癌病例数的一半以上。我国每年因食管癌死亡者约 15 万人,几乎占全国恶性肿瘤死亡的 1/4,世界食管癌死亡的 1/2,已经严重威胁到人群生命健康。而且不同的国家与地区其发病率不一。我国作为食管癌的高发区,绝大部分是食管鳞癌,其中河南省最高,其次为江苏、山西、河北、福建、陕西、安徽、湖南、新疆等省、自治区的部分地区。河南林州市(原林县)35～64 岁男性食管癌发病率为 478.87/10 万。世界范围内,食管癌高发区集中在东北亚、中亚、南亚、南部非洲、拉丁美洲和法国的布列特尼地区,而欧洲的大部分地区、北美洲发病率较低。近年来国外报道资料显示美国、瑞典等发达国家食管癌发病率以每年 5%～10% 的速度迅速增加。

食管癌发病隐匿,早期诊断比较困难,往往患者确诊时就已经发展为浸润性癌,预后很差,五年生存率不足 20%,而早期原位癌及黏膜内癌手术效果好,五年生存率可达到 95%。因此,如何实施有效的早期筛选方案并结合病因预防是目前困扰研究者的问题。

按预防疾病的总则,食管癌的预防可分为三级预防措施。

一级预防:病因预防,避免水源污染,减少水中亚硝胺及有害物质,调整饮食习惯,不吃过热食物,不食粗糙过硬食物,防霉去毒;少饮高度烈性酒,不吸烟。发病学预防:应用预防药物,积极治疗食管上皮增生,处理癌前病变,如食管炎、息肉、憩室等。

二级预防:早期发现,早期诊断和早期治疗。出现"四感"症状之一者,应及时找有经验的专科医生诊治,或建议定期做胃镜检查或放射科检查。

三级预防:尽力提高食管癌病人的治愈率、生存率和生存质量,注重康复,姑息和止痛治疗。对病人提供规范化诊治方案,进行生理、心理、营养和康复方面的指导。做好临终关怀,提高晚期病人的生存质量。

一、食管癌高危因素

食管癌男性比女性高发,性别比例为 2.06,高发年龄为 50～60 岁。从病因及危险因素探索研究看,发达国家多数认为重度吸烟、酗酒等是危险因素,Barrett 食管、食管反流性疾病是食管癌的高发因素。发展中国家的研究则提示饮食、营养因素与食管癌发病高度关联。

国内大量的流行病学研究表明,与食管癌有密切联系的危险因素有吸烟、酗酒、少吃水果蔬菜、遗传因素、各种营养素的缺乏、烫食、含有大量亚硝胺盐或霉菌毒素的腌制品如腐乳、腊肉、泡菜等。吸烟、饮酒、食用热烫饮食、食用酸菜、精神创伤史、食管癌家族史是我国食管癌北方高发区的危险因素,表现为中度危险性,而常食水果具有低度保护作用;文化程度高是南方高发区食管癌发病的低度保护因子,饮茶表现为中度保护作用,进食快和进食无规律表现为中度危险性,其他因素与北方高发区类似;非高发区开展的食管癌研究较少,吸烟表现为中度危险性。

二、食管癌病因学研究及预防

尽管多年来国内外食管癌研究取得了一定进展,但其确切病因和发病机制仍然不甚明确。国内外流行病学资料显示,一些食管癌高发区经过人群干预,死亡率呈逐年下降趋势,而诸如南澳等高发区仍然居高不下。从整体看,我国食管癌发病率和死亡率依然维持在较高水平。

1. 吸烟、饮酒因素

西方发达国家,吸烟、饮酒因素是食管癌较为肯定的危险因素。Tuyns认为,法国 87% 的食管癌发病归因于吸烟和饮酒。Wynder 认为,美国人如不吸烟、不饮酒,食管癌死亡率可下降 80%。日本广岛的食管癌前瞻性研究报道,每日吸烟且饮酒的人的危险度是无此两项嗜好人的 3.7 倍。我国一些经济文化发达地区的研究结果也表明吸烟、饮酒是食管癌的主要危险因素。

2. 饮食习惯、营养因素

近年来,大量的流行病学研究表明,不良的饮食习惯和各种营养素的缺乏是食管癌的危险因素。

水源及土壤中缺乏微量元素钼。钼有降低该地区农作物中硝酸盐含量的作用。当水中缺钼时,农作物中硝酸盐含量增高,硝酸盐被食入后可在细菌作用下转化为亚硝酸盐;后者可与二级胺类结合成亚硝胺类化合物。亚硝胺是公认的致癌物质,可用来诱发动物的食管、胃和肠道癌瘤。长期食用被霉菌污染的食物,如林县地区群众喜食酸菜,而这种酸菜常被白地霉菌污染。白地霉菌可产生毒素白地霉素,它可加强亚硝胺的促癌作用;在动物实验中,已证实它有直接致癌作用。楚建军在淮安进行的病例对照研究表明,喜吃腌菜、烫食是食管癌的重要危险因素,作者还发现长期饮茶、多吃新鲜蔬菜、葱蒜具有保护作用。Cheng 在香港的研究表明,喜吃烫食、新鲜蔬菜摄入少、柑橘摄入少是食管癌的危险因素,并首次报道泡菜、腌肉等食品与食管癌高度关联。高玉堂在上海市的研究发现新鲜水果、蔬菜、绿茶及各种营养素如 β-胡萝卜素、维生素 B_2、维生素 C、维生素 E 具有保护作用,在男性尤为明显;他们还发现进食速度快、喜吃烫食、腐乳腌制品是食管癌的危险因素。Hu 等人在黑龙江的研究表明水果、蔬菜是保护因素,吃烫食的危险度为 5.3。在国外,如印度、伊朗、意大利等国的食管癌流行病学也支持上述结论。

3. 癌前病变

学者研究发现食管鳞状上皮增生异常、上皮内瘤变及原位癌等癌前病变、慢性食管炎、十二指肠反流症等是食管癌的危险因素。Dawsey 等对 682 名正常人跟踪研究 3.5 年,在调整了其他危险因素后发现,随着食管上皮病理级别的提高,转归为食管癌的危险性越高,其中重度增生组 OR 为 72.6,95%CI 为 29.8~176.9。食管癌的癌前病变及食管炎等病变与食管癌在发病地区、病因方面具有一致性。一是食管癌高发的地方,不典型慢性食管炎的患病率也高;二是慢性食管炎的病因与食管癌极为相似。Chang 对食管癌高发区河南辉县的一项研究中报道该地区食管炎的发病率为 40%,其原因与喜吃烫食(OR=4.7),摄入水果过少有关(OR=3.3)。阿根廷的一项研究报道,在 406 名 15 岁以上的研究对象中,男、女慢性食管炎患病率分别为 42%、36%,并且经证实这些癌前病变与吸烟、饮酒有关。

食管腺癌发生关系最密切的是 Barrett 食管。所谓 Barrett 食管,就是食管胃结合部的食管鳞状上皮被胃反流物造成的食管黏膜损伤-愈合反复发生,从而导致柱状上皮化生的现象。这种柱状上皮不是先天保留下来的柱状黏膜,而是后来获得的,并有一个反复再修复的过程。一般认为,合并严重发育不良的 Barrett 食管是一种癌前病变,同浸润性腺癌有着密切的关系,需手术切除。

4. 家族史

许多研究表明,食管癌的发生具有家族聚集性。在一个家族内,食管癌可在同一代或连续 2~3 代内发生。根据我国部分食管癌高发区的调查,食管癌患者有家族史者为 23.95%~61%。在有家族史的病人中,食管癌患者以父系为主,母系次之,旁系最少。食管癌这种明显的家族聚集现象,究竟系遗传所致,还是由于共同的生活环境所引起,尚未有定论。目前认为,食管癌不是直接遗传性疾病,但是有不少数食管癌的发病有家族聚集的倾向,家族中有人患食管癌,他的子女患食管癌的机会比一般人多几倍。这些癌叫作遗传型家族性癌。这种遗传因素形成的影响,在医学上称为遗传易感性。

大量临床资料证实,家中有食管癌患者,后代不一定患食管癌。人们通过观察逐渐认识到,生活方式和接触环境中的某些致癌物质能够增加人体对食管癌的易感性。也发现某些有先天免疫缺陷的病人,食管癌的危险比正常人高得多。对于遗传型家族食管癌来说,那些常有缺损基因的人患食管癌可能性更大。

此外,在世界上还发现极少数的食管癌家族,这样的家庭中约 1/3 成员先后患食管癌,而且男女发病率一样,多患同一种癌,这样的食管癌家族肯定与遗传有关,但实际上,这样的家族并不多。

食管癌的遗传问题十分复杂。周宏远等对四川盐亭 150 对食管癌病例、对照资料进行分析,病例组一级亲属食管癌发病率为 4.33%,显著高于对照组的发病率 2.76%,用 Falconer 方法计算食管癌遗传度为 18.20%,说明盐亭县食管癌易患性的遗传基础。沈靖报道淮安地区食管癌的分离比为 0.134 7,遗传度为 21.41%。调查表明对于有癌家族史特别是一级亲属有癌史者、患食管上皮增生者以及有上消化道手术史者,应作为高危险人群,加强监测和监控。

5. 心理因素

有文献报道,应激和压抑可使大脑皮质和下丘脑发生改变,可直接或通过免疫系统降低机体对肿瘤的抵抗能力。这可以说明 A 型性格(指动作快、性急、进取心强、易激动)显著、有过精神创伤、精神长期压抑的人食管癌发病的危险性会增加。

6. 体重指数低

体重指数(BMI)＝体重／身高^2(kg／m^2)

体重指数较低(小于 20)的人,患食管鳞癌的风险也相应增加。

附:体重指数标准(亚洲人士)

＜18.5	体重过轻
18.5～22.9	体重标准
22.9～25	超重
25～29.9	肥胖
30 及以上	严重肥胖

注:体重指数不适用于运动员、年长者、孕妇、儿童或身高不足1.5 米 的成年人。

7. 职业

在野外工作的地质工作者,由于其工作的特殊性,没有特定的餐饮设施,所以当外出工作的时候多用生冷食物来充饥。而长期饮食忽冷忽热会刺激食管增生致使食管部位出现癌细胞。

除了野外工作者之外,还有演员也容易患有食管癌。演员常常由于拍戏的需要一会瘦一会胖,致使消化系统频繁受到不良刺激而出现各种各样的炎症;而且,在拍戏的时候,饮食没有规律,饮食条件也没有保障,致使在拍戏期间忽饱忽饥忽冷忽热,消化系统频繁受到不良刺激而在食管部位的上皮组织出现癌细胞。而且演员的工作压力也比较大,长期压力过大也会诱发食管癌。在所有的食管癌患者中,野外工作者和演员的患病率比较高。

另外，Chow 报道屠宰业工人食管癌发病率较高。Gistarsson 的研究认为石棉、金属采矿、硫化橡胶业工人食管癌的发病风险比一般人群高。

预防职业癌，通常采取以下措施：

（1）改革生产工艺，减少粉尘烟雾，降低环境中有害物质浓度，不断提高生产自动化、机械化、密闭化的程度，生产者避免或减少直接接触已知的致癌因素。

（2）加强个人防护，生产时注意正规操作，生产后换下工作服，洗淋浴。不把工作服带回家中。

（3）定期监测生产环境中有害物质浓度，及时采取有效防护措施。

看了上述的内容，可能很多朋友都在庆幸自己幸好不是演员、野外工作者、屠宰业工人、石棉、金属采矿或是硫化橡胶业工人。如果这样想，那就大错特错了，除了上述的情况会增加食管癌的患病几率外，不合理的生活习惯也是食管癌的诱发点。因此，平时应该合理的安排自己的生活习惯，保证自己的健康，避免食管癌等疾病的发生。

8. 室内污染控制

专家提醒，室内装修污染也是诱发食管癌不可忽视的因素，在目前的家庭装修中，由于设计、用料、施工不当，导致装修后室内污染严重，其主要污染源是劣质涂料、人造板材和放射性超标的石材等，主要的有害物质为甲醛、苯、氨、氡气，以及其他放射性元素，这些有害物质对人类健康危害极为严重，因此在装修时，选择符合国家安全标准的环保材料，家庭装修一定要保持通风，尽量避免冬季装修后短时间内入住。科学认识室内空气污染并及时予以治理非常重要，严重超标的住房必须经过专业集中治理后，才能安全入住。居室装饰装修过后，千万别忘先检测，以免搬进"毒气室"，危及健康与生命。

9. 注意厨房中的污染，加强厨房通风

女性食管癌与厨房油烟关系较密切，当油烧到"吐火"时，油温可达到 350 ℃，其中的甘油除了产生丙烯醛对呼吸道产生危害外,还会产生凝聚体,不仅会使人产生"醉油"症状,还能导致慢性中毒,可以导致细胞染色体损伤,这被认为与癌症发生有关,容易诱发消化系统和呼吸系统癌症。因此提倡改变烹饪习惯,减少油烟在厨房中停留的时间,对一般家庭来说,厨房要经常保持自然通风,同时还要安装性能、效果较好的抽油烟机。此外,炒菜时的油温也要有所控制,尽可能不超过 200 ℃(以油锅冒烟为极限),尽量避免油烟的损害。

10. 药物

Funkhouser 在美国进行的一项大型食管癌前瞻性研究中报道阿司匹林可以减少食管癌 90％的发病。

三、合理饮食预防食管癌

1. 少饮烈性酒、不吸烟

主要是烟和酒精对食管的刺激比较大。大量饮用啤酒的人发生食管癌的危险性比不饮酒者高,长期大量饮酒难免不食入致癌物。有的酒含亚硝胺、黄曲霉素等致癌物,还有醛醇等间接致癌物。吸烟对食管癌的发生危险性也随着吸烟量的增加而增加。

2. 养成良好的进食习惯,少吃烟熏、腌制食品

狼吞虎咽可以使食道受损。不吃过热、过硬和刺激性强的食物。否则口腔、食道和胃黏膜都会被损害。众所周知,烟熏、腌制食物含有大量致癌物质,避免进食腌制、霉变等含有亚硝酸盐、黄曲霉素的食品以及煎、炸、烤的食品,霉菌能增强亚硝胺的致癌作用。这里我们还应注意少食日常接触到的加工肉类,如火腿、腊肠、热狗等。要禁食隔夜蔬菜、腐烂水果、发霉的粮食、市售的咸鱼咸肉和腌菜,以及煎、炸、烤的食品。鱼肉、低脂肪家禽和植物蛋白(豆类)都是较好的替代品。

3. 合理搭配营养,多吃不同种类蔬菜、水果、全谷物和豆类

我国流行病学调查证实,营养不良与食管癌有关系。蛋白质缺乏会出

现食道黏膜增生,容易恶变;脂肪缺乏时有碍必需脂肪酸和脂溶性维他命的吸收,影响健康和降低免疫功能。要多吃新鲜蔬菜和水果,前者不能替代后者,因烹调中常破坏大量维生素和微量元素。为了健康,建议饮食应以植物性食物为主,每餐应有2/3是植物性食物,如蔬菜、水果、米饭、面条、豆类和五谷类,每餐都应有这些食物,并尽量变换种类。

4. 平时合理饮食

常吃蔬菜能预防食管癌,而且生吃的效果好,如果要烹调要注意色、香、味,最好是蒸、煮、炖,不吃或少吃烟熏、炸、烤食物,少吃腌渍食品。这样才是对健康有利的。日常饮食中,建议大家多吃十字花科类植物,如白菜、卷心菜、菜花、萝卜、油菜、荠菜等,有一定防癌抗癌作用;多吃含多糖类的食物,如香菇、猴头菇、黑木耳、银耳、海带等食品,可以提高机体免疫功能而达到预防与控制肿瘤的目的;水果中的苹果、大枣、菠萝、猕猴桃、柑橘、木瓜等对肿瘤有一定的抑制作用,百合、山楂、核桃、中华猕猴桃等有抗突变作用。

我们每天应最少进食5份蔬菜水果。除了淀粉类的根茎植物如马铃薯、番薯和芋头,大部分蔬菜水果都可以算作一份,而且种类越多越好。

一份蔬菜水果可以是:

一碗未经烹调的蔬菜,如生菜;

半碗煮熟的蔬菜,如菜心、芥蓝、茄子、胡萝卜;

两个小型水果,如李子;

一个中型水果,如香蕉、西柚;

半杯水果块或非常小型的水果,如西瓜、哈密瓜、樱桃、提子;

1/4杯(60 ml)没有添加糖的干果,如提子干、梅子干;

3/4杯(180 ml)没有添加糖的鲜果汁。

5. 控制脂肪、热量的摄入

脂肪摄入勿过多,摄入量控制在摄入总热量的30%以下,即每日摄入的动植物性脂肪为50～80 g。选择健康的食物和饮料来代替高脂肪、高糖分和高热量密度的食物,有助于减低患癌风险。主食最好是淀粉类食物和全谷物,未经加工的碳水化合物比加工过的有益,因为它们含有更多纤维素和水分,所以热量密度较低,一般来说,食物越接近其天然状态越好。

一些未加工过的碳水化合物称为全谷物,它们含有天然谷物中所有的纤维素和营养素,这些物质会在食物的加工过程中流失。由于全谷物释放热量的时间较长,所以有助于我们的饱腹感,应尝试在你的饮食中加入多些全谷物。例如用全麦面包或全谷面包代替白面包,用糙米饭代替白米饭。连皮进食马铃薯是最健康的,因为连皮的马铃薯含有丰富的纤维素,应选择煮的方式来代替炸薯片或土豆泥。

6. 提倡饮茶

绿茶能防癌,并对心血管病等有利。但不主张豪饮,最好是"品尝",要少量多次有效的饮用。

总之,预防食管癌饮食调理非常重要,此外还要注意保护食管免受损伤,积极治疗食管炎等疾病。

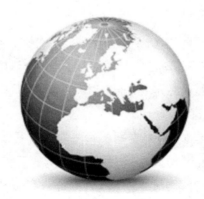

四、良好的生活方式预防食管癌

1. 加强体育锻炼

任何种类的运动都有助于减低患癌风险,请努力在日常生活中增加运动量,若你本身没有做运动的习惯,可以每天做 30 分钟中等程度的运动为目标,因为运动量越大,患癌风险就越小。

有很多简单的方法都能达到中等程度的运动效果,所以不用刻意每天抽出 30 分钟来运动,多次较短的运动对健康同样有好处(运动的总时间才是最重要的),例如游泳、跳舞、快速步行到公交车站或地铁站,使用楼梯而不乘电梯,做家务例如拖地和吸尘等。

2. 生活要规律

生活习惯不规律的人,如通宵唱歌、打麻将或熬夜工作等生活无规律,都会加重体质酸化,容易患癌症。应当养成良好的生活习惯,从而保持弱碱性体质,使癌症远离自己。

五、心理健康预防食管癌

人的心理健康是战胜疾患的良药,是获得健康机体、延年益寿的秘方。癌症并不可怕,养成良好的生活习惯,保持积极乐观的生活态度和心态平衡,可防癌于未然。

随着社会文明的不断进步,人们对幸福和健康有了更高的追求。心理健康,这项在早前容易被忽略的人类健康的重要指标,如今正受到越来越多的人的关注。那么究竟什么是心理健康?它的衡量标准又有哪些呢?

1. 什么是心理健康

关于什么是心理健康,国外学者多有一些表述。英格里士认为:"心理健康是指一种持续的心理情况,当事者在那种情况下能作良好适应,具有生命的活力,而能充分发展其身心的潜能;这乃是一种积极的丰富情况。不仅是免于心理疾病而已"。麦灵格尔认为:"心理健康是指人们对于环境及相互间具有最高效率及快乐的适应情况。不仅是要有效率,也不仅是要能有满足之感,或是能愉快地接受生活的规范,而是需要三者具备。心理健康的人应能保持平静的情绪,敏锐的智能,适于社会环境的行为和愉快的气质。"

世界卫生组织对心理健康的定义是："不仅仅是没有精神疾病，而且能正确认识自己的能力，可应对正常的生活压力，富有成效的工作，以及能对他人有所帮助的良好状态。

2. 心理健康的标准

心理学家认为，人的心理健康包括以下七个方面：智力正常、情绪健康、意志健全、行为协调、人际关系适应、反应适度、心理特点符合年龄。了解什么是心理健康，对于增强与维护人们的整体健康水平有重要意义。人们掌握了人的健康标准，以此为依据对照自己，进行心理健康的自我诊断。发现自己的心理状况某个或某几个方面与心理健康标准有一定距离，就有针对性地加强心理锻炼，以期达到心理健康水平。如果发现自己的心理状态严重地偏离心理健康标准，就要及时求医，以便早期诊断与早期治疗。

研究资料显示：90％以上的癌症患者均与精神、情绪有直接或间接的关系。精神创伤与不良情绪，可能成为患癌症的先兆。包括个人的性格暴躁，学习上的长期紧张，工作和家庭中的人际关系不协调，生活中的重大不幸都是致癌的因素。精神抑郁、焦虑等消极情绪作用于中枢神经系统，引起植物神经功能和内分泌功能的失调，使机体的免疫功能受到了抑制。由于机体间的平衡被打破，使细胞失去正常的状态和功能，不断变异，产生癌细胞；另一方面，负性情绪减少体内的抗体，阻碍了淋巴细胞对癌细胞的识别和消灭，使癌细胞突破免疫系统的防御，过度增殖，形成癌肿。

其实，不仅仅是食管癌，情绪低落还会诱发其他疾病，可以说它就是潘多拉的盒子，只要长期情绪低落或大或小会患一些病的。所以，在生活中大家要保持一个积极乐观，愉快的心情。

3. 如何保持心理健康

（1）有适度的安全感，有自尊心，对自我的成就有价值感。

（2）适度地自我批评，不过分夸耀自己也不过分苛责自己。

（3）在日常生活中，具有适度的主动性，不为环境所左右。

（4）理智，现实，客观，与现实有良好的接触，能容忍生活中挫折的打击，无过度的幻想。

（5）适度地接受个人的需要，并具有满足此种需要的能力。

（6）有自知之明，了解自己的动机和目的，能对自己的能力作客观的估计。

（7）能保持人格的完整与和谐，个人的价值观能适应社会的标准，对自己的工作能集中注意力。

（8）有切合实际的生活目标。

（9）具有从经验中学习的能力，能适应环境的需要改变自己。

（10）有良好的人际关系，有爱人的能力和被爱的能力。在不违背社会标准的前提下，能保持自己的个性，既不过分阿谀，也不过分寻求社会赞许，有个人独立的意见，有判断是非的标准。

4. 心理健康与生理健康的关系

世界卫生组织给健康下的定义为："健康是一种身体上、精神上和社会适应上的完好状态，而不是没有疾病及虚弱现象。"从世界卫生组织对健康的定义中可以看出，与我们传统的理解有明显区别的是：它包含了三个基本要素：①躯体健康；②心理健康；③具有社会适应能力。具有社会适应能力是国际上公认的心理健康首要标准，全面健康包括躯体健康和心理健康两大部分，两者密切相关，缺一不可，无法分割。这是健康概念的精髓。

不少人认为生理健康和心理健康是两个没有关系的概念。实际上，这是不正确的。在现实生活中，心理健康和生理健康是互相联系、互相作用的，心理健康每时每刻都在影响着人的生理健康。如果一个人性格孤僻，心理长期处于一种抑郁状态，就会影响体内激素分泌，使人的抵抗力降低，疾病就会乘虚而入。一个原本身体健康的人，如果老是怀疑自己患了什么疾病，就会整天郁郁寡欢，最后导致真的一病不起。

因此，在日常生活中一方面应该注意合理饮食和身体锻炼，另一方面更要陶冶自己的情操，开阔自己的心胸，避免长时间处在紧张的情绪状态中。

如果感到自己的心情持续不快时，要及时进行心理自我调试，必要时到心理门诊或心理咨询中心接受帮助，以确保心理和生理的全面健康。

随着自然科学的飞速发展和信息时代的到来，我们所处的社会也在发生着前所未有的变化。工业化、现代化、社会化、一体化程度在不断提高；人们的生活节奏不断加快，时间越来越宝贵，人越来越为效益所趋使；自主的、创造性的劳动和高级的智力劳动越来越多；人们的活动范围在不断拓展，人与人的交往越来越多，处理微妙复杂的人际关系为每个人所不可避免；各种各样的竞争强度也越来越巨大，人与人之间的收入、社会地位等差异越来越显著。

在现实生活中，所谓的正常人有许多人整天愁眉苦脸、心烦意乱、以安眠药度日，长期在苦闷绝望中挣扎、煎熬，甚至走向自杀的绝路；有许多人终日以酒为伴、沾酒就醉，打人骂人；有许多人与人敌对、冲突、诉讼、犯罪；有许多人常常感冒，患高血压、关节炎等非器质性疾病，甚至身患绝症、早亡；有许多人无能、失意、潦倒、贫穷；有许多人学习不好；有许多人苦恼于性问题；有许多人不能和人正常的交往融洽相处，整日疑神疑鬼；许多家庭因成员的精神病而搞得苦恼万分；许多夫妻不和、争吵、打闹、离婚……

我们每一个人本应心理健康，但由于我们在生命历程中所受到的心理伤害，生活中的所谓正常人，其实并不在人的最佳状态，只是处于人的最佳状态与疾病之间的亚健康状态。我们实际离自然赋予我们的能力有很大的差距。

生活在这样一个纷繁复杂和扑朔迷离的大环境里，就要求人必须具备较高的心理素质来适应时代与社会的要求。现在人们已经开始意识到了心理健康的重要性，越来越关注自己及与自己朝夕相处的亲友的心理健康状态。

让我们运用心理科学保持我们自己和亲戚朋友的心理健康，以较好的身心状态工作、生活，享受人生。

六、中医防治食管癌

在中医古代文献中早有食管癌的记载,称为"噎膈""痞满"等病症。其发病除了与饮食、起居不节密切相关,还与七情郁结,脾胃损伤有关,情志不遂,气机失调,气滞痰阻,则噎塞不通。而人体气血亏损、年老肾虚是食管癌发病的内因,故年高者多有之,年少者少有。

食管癌发展的各个阶段均可以配合中医药治疗,根据疾病不同阶段的症候特点给予相应的治疗,充分发挥中医优势。在术后中医药调理可在能进食时即开始,可促进胃肠功能改善,气血得以恢复,为进一步接受化疗、放疗创造条件;放疗同时配合中药,可以减轻口干、咽干、黏膜损伤等放疗反应,减轻放射性食管炎、放射性肺炎的症状,并有放疗增敏作用;化疗的同时给予中医治疗,可减轻化疗药物的不良反应,如恶心、呕吐、腹泻等胃肠道反应以及免疫力低下、骨髓抑制、脱发等等,并能提高化疗疗效;对于无法手术或不能耐受放化疗的病人,应用中药可以缓解症状,减轻痛苦,提高患者生活质量,延长生存时间。

对于肿瘤病人的食疗,我们提倡"药补不如食补",五谷杂粮饮食是最调养脾胃的,中国自古以来就有"药食同源"的说法,每种食物都有其自身的药用价值。食管癌病人的饮食要以高蛋白、高营养、高能量为主,可给予半流食或流食,每日少食多餐,保证营养均衡。提倡忌口不要太严,食谱不要太窄,认为不"忌口"会诱发肿瘤复发转移是没有科学依据的,也就是说营养是绝对的,忌口是相对的。我们主张要"辨证施食",要根据患者的体质、脾胃消化吸收功能情况以及疾病的寒热虚实来选择食物。如鳖可以凉血补阴,但性冷难以消化,阴虚血热的病人比较适宜,而脾虚、阳虚的病人就不适合服用;而素体阳盛,热毒炽盛或阴虚血热的病人,就应该避免服用人参、鹿茸、桂圆、羊肉、狗肉等温热之品,适合有清热解毒作用的马齿苋、荠菜、鲜藕、银耳、苦瓜等清凉之品。

对于早期食管癌病人,食入不畅、吞咽不顺、胸闷嗳气、口干,日常饮食可多服用薏米粥,健脾利湿清热,还有一定抗癌作用,加用沙参 30 g 煎煮,并有养阴之功效。中、晚期饮食难下,吞咽困难,可调制五汁安中饮,梨汁、藕汁、生姜汁、韭菜汁各 10 ml,牛乳60 ml 混合,每日少量频服,可以养阴生津,开塞通道。

七、重视定期体检

食管癌是指由食管发生的恶性肿瘤,其发生往往有一个漫长的过程,也就是说不可能像感冒发热一样突然冒出来。食管癌的发生、发展是一个缓慢的、多阶段、双向转化的过程,一般认为,食管癌的发生要经过上皮不典型增生、原位癌、浸润癌、转移癌等阶段。食管鳞状上皮不典型增生是食管癌的重要癌前病变,由不典型增生到癌变一般需要几年甚至十几年。食管浸润癌又称进展期癌,约半数的患者可以治愈,但到了转移癌治愈的可能性较小,一般只能控制一下病情,因此,食管癌重在早期诊断,从而筛查癌前病变显得极为重要。但食管癌的早期症状并不典型,90％以上的早期食管癌患者均无症状,随着病情进展,病人可能会有胸骨后闷胀不适,异物感,进固体食物发噎、打嗝、吞咽困难,进流食及饮水时不明显,而且这种症状进行性加重,逐渐出现饮食难入,胸骨后疼痛,同时伴有食欲差、进食减少、乏力、消瘦等全身症状,因此到医院就诊的病例几乎全是中、晚期患者。早期的原位癌及黏膜内癌手术难度低、效果好,5 年生存率达 95％以上,中、晚期则仅为25％甚至更低。因此,早期发现、早期诊断、早期治疗是提高食管癌治疗效果的关键,筛查则是实现食管癌"三早"的前提与基础。

体检首选胃镜检查,甚至是必不可少的检查！由于治愈食管癌的关键是早期发现,早期治疗,因此凡年龄在 50 岁以上,出现进食后停滞感或咽下困难者要及时做胃镜检查。一般来说胃镜检查食管癌很少漏诊,如果胃镜照片清楚,即使是在小医院做的胃镜,检查报告说食管没病变,一般就不会有事,并不需要去大医院反复做胃镜。但如果在小医院胃镜检查发现食管有病变而又不能证明是否是食管癌或癌前病变,则要找有经验的医生会诊。

其他一些影像学检查的方法如食管钡餐造影检查最常用,主要用于那些不适合做胃镜检查的患者,但这些方法只能发现进展期或较大病变的食管癌,对早期癌或癌前病变检测效果有限,因此,并不作为常规检查推荐。CT 检查也有类似的局限,并不能代替胃镜检查。但确诊为食管癌后,医生常推荐患者再作 CT 检查,目的主要是观察食管癌是否有食管外的转移或扩散,如果明确其他器官也有肿瘤,说明食管癌已届晚期,治疗方案不同,外科手术不作为主要的方法。

如果身体条件较好,可推荐做正电子发射断层显像(即 PET - CT 检查),这种方法对发现食管癌并且是否有全身转移较为简单方便,其原理是利用肿瘤细胞是高代谢的细胞,它比正常细胞吃得多,并且吃不饱的特性,检查时给患者注射一种特别标记好的糖(变种糖是假的,吃后不会消化,如果身体里面有癌细胞,见到糖大量的吃,而正常细胞吃一点就饱了不再吃)。CT 扫描时,如果身体哪里堆积了大量标记的糖,哪里就可能是肿瘤,肿瘤转移到了什么地方就一目了然。

总之,食管癌一级预防,也即病因学预防尚不具备大面积推广的条件,而以筛查为主要手段的二级预防并结合综合防治尤显重要。开展食管癌的综合预防措施首先需要定位高危人群,其次以二级预防,也即人群筛查和长期监测为主要措施,结合健康教育、生活与生态环境的改造等一级预防措施长期、深入地开展下去。这些措施必须以社区为基本保障,否则难以达到真正意义上的二级预防和综合预防。因此社区卫生服务、食管癌高危人群的定位与高危人群的筛查、社区食管癌监测系统与社区疾病监测体系、健康教育与食管癌一级预防、社区食管癌综合防治体系的基本工作显得格外重要,要以高危人群定位和定期筛查、监测为基本手段,结合健康教育全面开展食管癌综合预防。

八、珍爱生命、远离癌症

小心你的思想,因为它们会成为言辞;

小心你的言辞，因为它们会成为行为；

小心你的行为，因为它们会成为习惯；

小心你的习惯，因为它们会成为性格；

小心你的性格，因为它们会成为命运。

这是铁娘子撒切尔夫人的名言，用于疾病的预防也很恰当，生活中防微才可杜渐。养成健康的饮食习惯，远离不健康因素，生活中注意预防，可以大大降低患上食管癌的几率。尤其是冬天，不要为了暖和喝滚烫的热水和热粥。同时也要不吃或少吃辛辣刺激性强的食物，在进食时要养成细嚼慢咽的习惯，以免对食管黏膜造成慢性的长期损伤。食管癌的治疗以早期为最佳治疗时期，食管癌的高发人群，生活中多做预防，定期检查身体，以便于及早的发现和治疗。只要我们坚持不懈，以预防为主，对生理、心理、饮食等方面进行科学指导，相信对食管癌的预防会有更大的成效，大家都能够去健康快乐的生活。对中、晚期患者尽量减少痛苦，提高生活质量，延长生存时间。

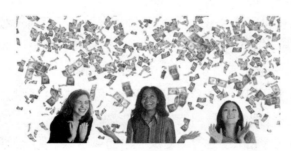

健康自我管理

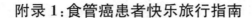

附录 1：食管癌患者快乐旅行指南

　　旅行始终是诱人的期待，即便是讨厌的癌症也不能阻止人们这一愿望。但出行之前还是要做一些准备的，健康毕竟是快乐出游的前提。那么，食管癌患者和家人在旅行前该考虑哪些问题呢？咨询你的医生当然是最重要的，不过，下面的一些知识可能同样是有用的。

　　飞行：有些食管癌患者可能不适合飞行，在飞行的过程中可能会出现氧气浓度和大气压力的变化。例如，一个脑转移瘤的患者或者刚刚做过脑部手术者，会因此诱发或加重脑肿胀，而增加脑部压力出现头疼、恶心呕吐、视物不清，或其他颅内高压的表现，严重时发生脑疝危及生命。手术后 10 天内的患者也不适合空中旅行，否则可能因为气压的变化出现伤口肿胀和疼痛。

　　大气压力的变化，同样会引起淋巴水肿，尤其进行过淋巴清扫的患者，会出现相应区域的肿胀。

　　长途旅行：食管癌最近进行了外科手术者，可能不适合连续性长时间旅行。因为肿瘤患者常常合并高凝，长时间乘坐交通工具发生血栓的风险增加。其实，飞行、久坐本来就是血栓形成的高危因素。

　　体力状况：癌症的有些治疗方法，如化疗和放射治疗，常会使人在治疗期间及治疗后容易产生疲劳，可能会限制旅游的强度和行进的速度。

　　日光照射：化疗和放射治疗可使皮肤暂时或永久对阳光照射更加敏感，造成皮肤更容易受到伤害。如果旅行的目的地是海滩，或大量时间在户外，就要注意了，至少需要加强皮肤的紫外线防护措施。由于雪地对太阳光的强烈反射，同样应该注意类似的问题。

　　接种疫苗：化疗、放射治疗及类固醇治疗将削弱人体的免疫系统，不但降低你的抗病能力，也会降低使用和接种疫苗的有效性。所以到世界的某些地区时要注意。

旅行前准备

药物：为方便使用应随身携带。考虑到丢失的可能和转运中时间的延误，应将药物放在手提包内，而不是托运的行李箱中。另外，如有可能应将药物和原包装盒、说明书一起携带，以避免药物混淆，也方便海关查验。

预防：为减少发生血栓的风险，应充分补充水分和经常站起来走动，至少1小时需要走动1次。咨询你的医生，如果行程中可以服用阿司匹林或其他抗凝药物将会有益处。

对于上肢或下肢淋巴水肿，弹力绷带或弹力袜将会有益，可能会减少水肿发生的几率及严重性。规律的活动也同样有益。

卫生：经常洗手，注意食品卫生。

携带医疗信息：行前，请你的医生给你写一个病情或用药摘要，包括过敏情况、诊断和治疗计划以及用药情况。在整个旅行过程中，该文书以及紧急医疗信息要随身携带。

如参加旅行团，需提前了解旅行信息，协调并获得帮助。例如饮食的限制、特别住宿、轮椅，以及医务人员随行及医疗服务情况。

记住：旅游可以让人疲惫，应计划一些休息时间帮助消除疲劳。

最后，尽量放松，享受您的旅游生活吧！

附录 2：聪明找对好医生

医院是知识分子云集的地方，面对一支混杂的医生队伍，也总有一些患者能幸运地碰到好医生，而且并不一定"多半是在熟悉之后"。只不过，一个主动积极的聪明病人，会通过自己的努力去找到这样的好医生，而不是"幸运地碰到"！

一个主动积极的聪明病人，可以千方百计去交一位医生朋友或者护士朋友，打听清楚内幕。他虽然挂不上号，但可以用各种真诚的方法打动专家，给自己加个号……聪明病人要做的是主动积极地给自己开路。只是，在这支良莠不齐的队伍里，给自己选一个好医生，聪明病人还必须动用智慧和谋略。

幸运的是，现代社会可以提供的信息已经远远多于 20 年前，甚至 10 年前。现在我们可以买到中国名医录，可以在网站上查到相关专业的名教授名单。在每个大型医院的门诊楼，我们还能看到本院名医的照片、简历，其中包括他毕业于哪个学校，什么学位，主攻方向是什么，做过什么突出的科研课题，得过什么专业奖项。我们还可以利用医院里的导诊台，会有工作人员提供咨询服务。如果你有足够的耐心，你问的问题足够多、足够到位，往往也能找出本院那个不错的医生、那个最适合你的医生。除此之外，在网站上我们还能看到病友组织的论坛，在网上发帖咨询也是个不错的主意。

但我们拿什么标准去衡量这些"众说纷纭"的好医生呢？获得信息只是第一步，这些信息只不过提供了公众认为的好医生，并非就是适合你的好医生。

从一个患者嘴里说出来的好医生，也许只是因为他上次去看病时，医生满头白发、态度和蔼、轻言细语，给他开的药还不算贵，临走还交待了回家以后的注意事项……这是一个看上去有人情味的医生。

而从网站里、医院门诊的墙报上介绍的医生情况，往往更多的是偏重于他的学术地位，比如一个获得博士学位的教授、博士生导师，在哪些国家做过访问学者，在相应的全国医学会或地方医学会里担任着什么重要职位，发表过哪些研究成果，申请过哪些重要科研课题。这是一个学术上有成就的医生。

但是，患者去医院最关心的其实是医术，是医生的临床感觉、临床思维和临床经验，是他能否在第一时间控制住病情，并给病人开那种受益最大、风险最小的药，其他治疗措施也应该效果最好、代价最小。但是，这样的医生，我们怎么辨别？

一个不知情的患者最关心的是医生的医术。对具体的患者来说，更重要的是人情味和医术。如果实在不能兼备，那就医术吧。

而怎么去了解一位医生真正的医术，需要多去问问圈子里的人，外行看热闹，内行看门道，多比较几个医生才能知道结果。可惜的是，在这两方面，目前都没有现成的名单问世，只能靠我们自己去研究、去判断。想方设法去交几个医生朋友或者护士朋友，会帮助你了解得更多。尽可能去找个最适合自己病情的好医生！我们责无旁贷地要对自己的健康负责，为自己的健康盘算，多花点时间，多托点关系，多找人询问医院的医务人员家属患病喜欢找个什么样的医生？去找到那个最适合自己的好医生！

聪明患者是沟通高手。 在北京西单的一家医院走廊里，有这么一条标语："换位思考——假如我是患者。"总算有家医院已经开始认识到了同理心对医生有多重要，但去他们的门诊和病房看看，不谙沟通技巧的场景时有发生，当场吵起来的也不在少数。

但一个患者是怎么先学会成为沟通高手的呢？从前的患者，更多地像被动执行高手，从本质上来说，高度专业信息的掌握使得医生是一群希望有控制权的人，他们希望表现权威，喜欢那些听话、少提问题、按部就班、服从安排的患者。但这类被医生所喜欢的患者，常常因为失去了思考、表达自己想法的机会，而使得医生其实无法从患者那里得到治疗的反馈。有时医生在例行公事的工作中，反而需要患者提醒，才会注意到新的问题，可患者大多不敢多说什么。最后，治病更多地演变成医生自说自话、一意孤行的独角戏。患者自轻自贱，认为自己本来在医院里就应该是"弱者"。这就是过时的医疗风格——"医生下命令，患者去执行"。

聪明患者可以改变弱者地位。 在变化的现代医疗风格中，让我们来给聪明病人画一张像。现代聪明病人，应该是在沟通中强势、主动的病人。他能把一次看病的收获，通过自己的努力达到最大化，但这并不是说他粗鲁好斗、让人讨厌、质疑医生、不尊重医生。他能意识到自己的愿望和需要，是积极、主动提问题的病人，想知道每项检查和手续背后的原因。他是为自己的健康着想并时时刻刻要求求证下一步是否正确的人。他拒绝盲从，不因为别的病人都对医生唯唯诺诺就会全盘接受，但他同时又在沟通中表现了对医生足够的尊敬、坦率和真诚。

这样的病人能够获得更多的信息，并用自己的积极参与及时地消除内心的疑虑，及时地向医生提出自己的愿望和想法，避免医生可能会犯的错误。他时刻采取主动，从医生那里争取到最好的服务，发展和医生的良好关系。

但是在平时，有多少病人在离开医生办公室时，还能记得和医生讨论的内容？有多少病人注意到，如果忘记了一点信息或者一点建议，有可能就会影响到治疗？有些病人看完病回家，甚至还自作主张地改变治疗方案，不按剂量服药，也不按次数服药，更别提医生提到的忌口或者应该注意的饮食，这些信息常常被病人抛到脑后。

好的医疗，是病人和医生协作互动推进的，二者是一条战线上的，疾病才是共同的敌人，而那些埋怨、牢骚、愤懑……没有一样能起作用。

聪明患者在看病前要准备什么？ 他需要详细、有条理地列出眼下和过去的病史、资料，告诉诊治的医生全部信息，即使有的信息可能不好意思说出口。这些资料包括：

■你的症状：什么症状？什么时候开始的？在什么情况下发生？什么频率？

■你的健康史：准备一本个人健康笔记，上面列着你既往的健康问题。

■个人信息：你是否感觉到有压力，你的生活发生了哪些变化。

■现在所用药物：把药瓶带给医生看，或列张单子，包括什么时候服用，服用频率和剂量，以及有没有服用其他补药。

■服药后有没有副作用出现：让你感觉不舒服的症状，是否对药物过敏。

■所做检查：做过哪些检查，检查单和报告单，在其他医院看病的病史记录。

聪明患者时刻不忘问问题，随时告诉医生哪里没明白。明白的机会是自己争取来的，如果不问，医生会以为你全部理解了。要知道，病人对于自己的健康问题承担着必须了解的责任，自己所患疾病具体来说是什么机理，有什么危害。但有一点要记住，如果你质疑医生所有的话，会激起他对抗和防卫的心理。聪明病人问问题，不是为了挑刺，也不是为了显示自己懂的比医生更多，只是希望他对自己的病情更加了解。面对医生，聪明病人要敢于真诚地提问。

■开门见山。如果不止一个问题，以最重要的问题开头。提问时注意技巧，首先要说明，你问这些问题，是为了更好地接受医生的治疗建议，这对于奠定你和医生的良性关系很重要。

■勇敢、有礼貌地问。畏惧、尴尬、怨恨……这些情绪会在病人和医生之间筑起藩篱。不要害怕张口，但也要注意有礼貌地问，礼貌地告诉医生你需要点时间，问些问题。如果害怕某种检查，对身体某些部位的检查感觉害羞，你要开口说出来。如果在检查过程中感觉不舒服，要及时让医生知道。如果医生在检查过程中发出了让你不安的感叹词或者说了让你疑虑的话，与其自己胡猜乱想，不如请医生解释清楚。

■说出所有疑问。如果你对诊断或者治疗计划有疑问，告诉医生。如果你不愿意进行某种治疗，需要询问医生有没有其他的方法。如果可能，再去问问其他的医生。

■不遗漏任何一个问题。如果事后发现忘了提出或没有理解的问题，写下来，下次复诊一定要问清楚。

■如果治疗方案不奏效或者让你感觉更差，别忘了询问医生。仍然是勇敢地开口，但必须礼貌。

诊疗过程是医生和患者共同完成的，患者不要忽视自己的力量！战胜自己，选择到既有好的医术又有责任感的医生，做个聪明的患者！

远离癌症十二条的核心

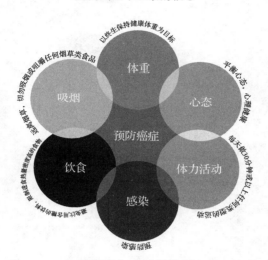

远离癌症,从生活做起